The Mindful Therapist:
A Clinician's Guide to Mindsight and Neural Integration

正念的心理治疗师
——临床工作者手册

【美】Daniel J. Siegel ◎著

林颖◎译

U0241756

中国轻工业出版社

图书在版编目（CIP）数据

正念的心理治疗师：临床工作者手册／（美）西格
(Siegel, D. J.) 著；林颖译. —北京：中国轻工业出版
社，2013.1 (2022.1重印)

ISBN 978-7-5019-8978-2

Ⅰ.①正⋯　Ⅱ.①西⋯ ②林⋯　Ⅲ.①精神疗法－
手册　Ⅳ.①R749.055-62

中国版本图书馆CIP数据核字 (2012) 第210134号

版权声明

总 策 划：石　铁

策划编辑：孙蔚雯　　　　　　　责任终审：杜文勇

责任编辑：孙蔚雯　　　　　　　责任监印：刘志颖

出版发行：中国轻工业出版社（北京东长安街6号，邮编：100740）

印　　刷：三河市鑫金马印装有限公司

经　　销：各地新华书店

版　　次：2022年1月第1版第2次印刷

开　　本：710×1000　1/16　印张：15.00

字　　数：168千字

书　　号：ISBN 978-7-5019-8978-2　　　定价：32.00元

著作权合同登记　图字：01-2012-1355

读者服务部邮购热线电话：400-698-1619　010-65125990　传真：65288410

发行电话：010-65128898　传真：85113293

网　　址：http://www.wqedu.com

电子信箱：wanqianedu@yahoo.com.cn

如发现图书残缺请直接与我社读者服务部（邮购）联系调换

120145Y2X101ZYW

译者序

译者序

当心理学作为一门独立学科分离出来时，精准与量化便是其努力的方向，通过调查、实验、访谈、个案等种种研究方法，力图使结论可检测、可重复验证。然而，在实际的临床工作中却存在太多的不确定和不可控，无论是来访者还是治疗师自身，都时常漂浮于心的深邃海洋中。

面对治疗中每个具体的鲜活生命，科学的方法论时常遭遇挑战。于是，越来越多的心理治疗流派便试图回过头，重新从哲学、宗教中吸取精华和养分，由此也造就了纷繁陈杂的新取向。在拓展了心理治疗的广度和深度的同时，也带来了一些新的困惑：我们如何分辨这些方法的真实性和有效性？如何确定其适用范围？如何判断界限？当市面上充斥着越来越多标榜"灵性"的畅销读物，却鲜少可见对治疗师或来访者有实质助益的内容时，我们又该何去何从？

这一切究其根本而言，都源自人们对稳定永恒的本能渴望与无常真相之间的矛盾。事实上，无论是治疗师、来访者，亦或行走在修行道途上的行者，只要我们揭开"意识"和"自我"的面纱，潜入心灵深处，便随处可见这种矛盾。

我不知道你是如何踏上心灵探索之旅的；我不知道你是否与我一样有过类似的迷茫体验；我不知道面对困惑和冲突时，你有怎样的反应；我也不知道你如何处理在治疗中遭遇到的挫败、无力和茫然。我想知道的是，假如身为治疗师都无法坦然地去面对这些状况，那我们又将如何教会来访者去面对生活中的各种困境？

初次浏览本书的原著，我便对作者生起由衷的敬佩之情。这不仅因为本书涉猎广泛，涵盖了从科研到实践的诸多领域；也不仅因为作者在这本书中为上述种种问题指出了解决之道。最为令人动容的是作者独具的睿智和殷殷之情。事实上，关于心的一体两面、正念、心理治疗、整合等内容本身就是深奥且晦涩难懂的，要把精神世界、物质存有及人际关系各个层面的相互关系梳理清楚，并且融入庞大的跨学科体系实证研究及不同取向的理论和实例，这实非易事。作者在书中也坦言，某些时刻，他会"充满担忧，怕读者觉得一切太抽象了"；也会动摇，想着"为什么不能只把它写成一本直截了当的有关正念研究的书呢？为什么我们不能简简单单地在乡村吃着沙拉或三明治，讨论着下周的校友返校赛呢？"我在翻译的过程中也体会到了同样的心情：既担心无法贴切地表达作者的原意，又忧虑无法让读者简明扼要地理解书中的意旨。好多次会怀疑自己为何要做一件如此吃力不讨好的事情。然而，与作者一样，我们都深知这种体验正是培养、训练正念的最佳时刻。最终，通过形象的比喻、简明的图示、严谨的神经科学例证、生动的案例剖析、真切的体验分享，Siegel 博士宛如一位相识已久的良师益友，循循善诱，为我们讲述了正念的心理治疗师的不同面向。在阅读本书的过程中，我们会接触到各式各样的概念、知识，而 Siegel 博士又总能适时地将我们从理性的思维、认知和判断中带出来，直接去体验自身过往或当下不同的情绪与感受，让我们不至于偏废一端。从理论框架、生理基础、实证研究直至最终落实到具体的技能训练，他为我们搭建了一座非常稳固而有次第的阶梯，去撷取正知之果。在翻译的过程中，我也在反复地亲身实践这种种正知技能，并受益匪浅。就这种意义而言，我本人是这本译作最直接的受益者。

此外，我很庆幸并感恩在探索心灵之旅的道途中能遇见济群法师，让我得尝佛法的甘露，获得正念的滋养；感谢申荷永老师在心理分析领域对我的教导和帮助，随着修习和实践的深入，我对心理治疗之正念也愈加充足。感谢徐钧老师促成此次翻译的机缘。在本书翻译的过程中，幸有世杰鼎力相助，与我商讨专业词汇的内涵、遣词用句，并让我体会到关系中的正念。此外，多谢"万千心理"的编辑蔚雯对译稿耐心、细致的校对。感恩诸多因缘使本书的翻译能顺利完成。由于本人能力所限，翻译若有失误之处，望各位读者不吝指正。

当我们强调在心理治疗的过程中，应该忘掉各种理论和技能去面对活生生的个体时，这并不意味着我们不需要理论和技能的支撑；恰恰相反，只有当我们对其娴熟掌握并运用自如、了然于胸时，才能说治疗师本身才是最有效的治疗工具。如同佛法修行中，我们非常强调"信解受持"，即最初对某种观点感性的认同和相信，只有经过透彻的分析、理解之后，才会被我们从内心深处接受并融为我们的信念，它才能从"理"转为"道"，继而在日常生活中，在每个起心动念中，得到不断的实践和强化而起大"用"。如同所有人类解脱之道的探索者，心理治疗师也是心灵旅程的先行者，我们要不断摸索未知领域，尝试各种可行的技能与方法，唯有如此，我们才有能力和信心带领来访者穿越生活的迷雾，寻得正念家园的归途。

我们所做的一切，都是希望为治疗师和来访者在心灵探索之旅上提供沿途的陪伴和滋养。我们终将发现，正念与正知并非玄妙难得之物，它活生生地发生在我们当下的生命中，在每一个相遇和微笑的瞬间。

林颖

2012 年端午

于厦门

前言

前言

毋庸置疑，你和我就是这本书的主体。因此，请允许我邀请您加入此后每一章节的探索之旅。这是两个临床工作者之间的对话，探索我们与他人治疗关系中相互联系的本质。这一场对话将从纵横两方面进行，希望既有利于经验丰富的从业者，也有益于初涉治疗艺术领域的新人们。

研究表明，我们作为医疗和心理健康临床工作者的（全然）存在（Presence）——即我们完全投入地与治疗对象建立联接——是人们获得治疗（对治疗进行积极反馈）最关键的一种支持因素。一系列心理治疗的研究表明：无论基于何种理论取向和临床技术，治疗关系都是积极结果最有力的决定因素之一（参见 Norcross, Beutler, & Levant, 2005）。

本书对这些研究发现将多有着墨，这缘于我们向自己提出的一个基础问题：为何我们的存在——而不仅是我们提供的干预或采取的理论立场——是来访者反应的最有效预测指标？什么是"存在"，它如何在我们身上得到发展？从科学领域到治疗艺术领域都会涉及这些根本性问题，而在《正念的心理治疗师》一书中，我们将探索对此的合理解答。在这本有关正知（mindsight）*与神经整合的临床指南中，我们会以一种深刻的专业视角，深入观察我们在生活中感受并塑造能量和信息之流的基本方法——这个过程被称为"正知"。正知使我们具备共情和洞察力，从而能更深刻地感受和理解关系中的自己与他人；持续变化的大脑

---

* mindsight 是由作者发展出来的一个词。作者认为，注意力集中能够改变大脑。——译者注

过程；乃至心智（mind）本身的运作方式。这种内在的清明会以一种特别的方式帮助我们改变生活以及在与他人互动中的能量和信息之流。通过有意识地在生活中塑造神经整合，我们获得了转变的力量，使生命之流从僵硬或混乱的非整合状态转向灵活与和谐的系统整合。这个过程揭示了我们怎样能有意地给予滋养：首先，区分我们在关系和神经系统中的不同层面；然后，把这些独立因素彼此连接起来，形成整合。实质上，引导生命迈向健康的过程也就是利用正知促成神经整合的过程。

如今，我们可以通过科学研究对洞察力加以利用，使之有助于我们的临床工作并帮助他人获得身心健康，这是前所未有的。举例来说，如果医生更加共情，其病人就能更快地从普通感冒中康复，对传染病也会具有更强的免疫力（参见Rakel et al.，2009）。研究还发现修习正念后，我们能更好地倾听自己和他人，从而提升自身的幸福感以及对来访者的态度。对初级医师所进行的一项研究表明，学习正念可以预防职业衰竭并提升对病人的积极态度。因为它能提供心理韧性和健康，以应对助人时面临的挑战（参见 Krasner et al.，2009）。这些研究的共同观点是：我们的存在——与他人及我们自己，会促进共情和自我悲悯，而这两者都能把人导向身心健康。因此，我们的对话会注重以下两个重要的理解维度：来自跨学科研究的科学知识和通过专注训练、沉浸在个人体验中所获得的直观自我洞察。我们对此的探索将贯穿本书。

倘若我们作为临床工作者存在的能力不可能得到改变，那读（写）这本书就没有什么实质意义。幸运的是，事实证明我们及我们的沟通方式确实是可以改变的。这是我们接下来共同旅程的目标。大脑在生命历程中不断发展，我们可以借由对心灵的关注，用一种有益的方式让大脑达到实质的策略性改变。你将看到，各章节都会包含概念框架、大脑基础、实践练习的内容，这为我们提供了一条完善生命的途径。我们将会发展出韧性，增强意识专注，并获得智慧——它们是我们自身众多特质的一部分，为我们助人时的存在、共情及悲悯要素提供支撑。

简要背景

我最初是一名内科医学生，之后接受儿科医师的训练，继而成为一位精神科医师。在这个过程中，我很渴望能有一本指南，可以帮助我开发内在的知识和成为有效临床工作者所必备的人际技巧。我在进行一项亲子关系的研究时发现，成人与儿童之间富有关爱、联结的交流对儿童的健康成长竟然会有如此大的促进作用，这不禁让我深感震惊。在我接受治疗师训练的时候，除了选择不同类型的个人心理治疗并得到忧喜参半的结果外，几乎没有其他帮助个体成长的有益方法了。那时，在我们的训练中，鲜有任何可以帮助专业人士提高共情、同情和自我调节能力的方法。对于疗愈包括哪些内容；如何与他人及自己进行深层的联结和抚慰，我有太多疑问。我想知道我们要怎样开拓出一种方式来跟别人沟通，对他们的状况感同身受，并借此缓解因与其不幸的共情所产生的痛苦？什么样的方法能够给临床医师带来力量和技巧；来协助我们深刻地认识自己，并能在解他人之惑、安他人之心的同时保持自身平衡？与接受临床训练的多数人一样，我竭尽所能，将任何能涉及之物加以糅合，以此开辟出从学生通往从业者的征程。而在今天的治疗领域，我们可以做得更好，来为我们当中立意献身于助人事业的人提供成长支持。

我希望本书可以成为你我之间的一场深刻对话，内容直指正念如何提供内在韧性，并产生治愈性存在的力量。研究证实，这是治疗中来访者改善状况强有力的预测指标。在实践与科研领域，"保持正念"（being mindful）被赋予了不同的定义。正念的一种定义是：它是有意识地，对每个当下的经验保持专注，不被判断或既定的念头和欲望动摇（参见 Kabat-Zinn，2005）。这是包含关怀意识体验的正念概念，通常产生于冥想练习中。另一种定义正念的方式是：避免对可能性过早的封闭。这种封闭常常会伴随着"类别僵化"（hardening of the categories，参见 Cozolino，2002）——它会过滤并限制我们对世界的感知（参见 Langer，1989，1997）。正念可以使我们的大脑保持开放，激发我们在学习、工作和日常生活中的创造力。就连人们在日常生活中所使用的正念一词，也蕴含体贴、考虑周全和觉察之意（如"对他人保持正念"）。这是我们留心自身行为的生活之本。在这三种方式中，一个正念的治疗师会带着一颗觉醒之心关注他们所关切与专注的事物，也就是说对当下发生的一切保持全然的觉知存在。出于对正念如此宽泛而多元的理解，我们会检视浮现于自身的存在。在治疗关系中，它对我们与来访者建立联系是至关重要的。

保持（全然）存在使我们可以胜任专业角色，帮助他人从疾病和创伤中康复，并在其长期的成长和健康之路上提供支持。

我希望通过本书有机会展开你我之间的直接互动。那么，我便能与你同在。我们一起深入地观察我们的生活、我们的存在方式，以便在帮助他人成长和痊愈时做得更好。"更好"意味着更有效地帮助别人将生命变得更有韧性、有意义而且健康，这会是我们临床讨论的重点；"更好"也意味着我们在帮助别人良好发展的路上能同时滋养自己。

正如飞机起飞时乘务员会说，我们要先给自己带上氧气面罩，然后才能帮助身边的人。出于同样的理由，书上的练习可以用来培养你个人和职业生涯中的自我理解和自我悲悯。当我们能够深入地自我觉察和自我放松时，自然而然地，我们就能更好地向来访者提供共情、理解以及特殊技能训练，这有助于他们在心理治疗之旅中的自我成长。

做好准备

在教授这套教材的多年间，我发现从初次接触课程的学员到初出茅庐的临床工作者，甚或已有数十年心理治疗、医疗和教育经验的人，统统能从中获益。这门课程是专为那些帮助别人实现心智成长和发展的专业人士而设计的。它囊括了对科学、心智和大脑的深入探索；你作为专业人士日益精细的主体内在整合；以及你在成为治疗师的过程中对这些经验和观念的应用。

《正念的心理治疗师》一书所涉及的内在临床教育是种更为直接而主观的体验。本书以科学为依托，提供了众多有关这类观点和假设的深度探索研究，我们将对这些内容进行探讨。你在此前无需阅读或学习相关资料，也能看懂并受益于此书。但是，我十分建议你将这些资源当做后续深入科研及临床探索的重要框架，那么，当你在接下来的内容中碰到任何感兴趣的领域，都能自由地进行探索。这些书籍和视听材料是对这一庞大科学体系的解读，汇集了大量人际神经生物学领域的专业文献，同时也奠定了该取向的基础。这些教材能帮你更深入地了解心理治疗与临床护理实践中的科学应用。为了方便大家，我在本书的参考文献和推荐阅读中列出了此类学习机会和资源。这些资料可不是随意堆置的大量检索信息，也不是置于书末的冗杂注解。它们是参考文献列表，同时也是你日后进一步研究的参考书目。

我想推荐一些特别的书目，作为对本书内容的铺垫。首先是诺顿人际神经生物学研究系列（Norton Series on Interpersonal Neurobiology），该系列集结了众多有深度的文献，现有超过15本书籍，为临床工作者提供了该领域的广阔视野。本书也属于这一系列。作为这套丛书的创编者，我很自豪自己曾与我们的编辑Deborah Malmud共同工作，并与丛书作者们一起，将这些专业资源奉献于世。

我自己也写过一些书籍，内容涉及我们即将谈及的某些专门领域。整合的想法始于《发展的心智：人际经验取向的神经生物学》（*The Developing Mind：Toward a Neurobiology of Interpersonal Experience*；Siegel，1999），我在该书中提出了关于发展、整合、关系、大脑、心智、心理健康的一些基础原则，以及这个领域的概念和名称。帮助父母赋予生命意义、形成对早期成长史的连贯叙事，构成了《由内而外的教养：理解如何帮你抚养成长中的孩子》（*Parenting From the Inside Out：How a Deeper Understanding Can Help You Raise Children Who Thrive*，Siegel & Hartzell，2003）一书的内容。对心理训练和觉察的探索可参见《正念之脑：健康塑造中的投射和联结》（*The Mindful Brain：Reflection and Attunement in the Cultivation of Well-Being*，Siegel，2007a），该书阐述的人际神经生物学把正念视为促进神经整合的内在联结形式。如果有人对该视角的科学探索感兴趣，那这本书会很有助益。最后，有关人们在心理治疗中如何转变的各种故事，揭示了人际神经生物学在临床实践中的应用。对此感兴趣的人，可以从《正知：个体蜕变的新科学》（*Mindsight：The New Science of Personal Transformation*，Siegel，2010）一书中获取信息，无论是临床工作者还是一般读者都能看懂。该书详细探索了"整合领域"，向读者阐述了心智的专注是如何促进大脑、人与人之间的关系和心理自身变得更加健康的。

如今在本书中，我会为专业人士探索大脑相关功能并开发对作为个体的心理治疗师所适用的心理技能训练。本书试图成为临床工作者的"同伴"，引导治疗师作为个人成长为更具正念的治疗者。正如你即将看到的，本书以一种内部视角对治疗进程的各核心阶段来进行建构。本书特意聚焦于治疗师的内心世界，而不是重复在上述著作中已被广泛探索过的内容。我们将为专业人士探索这个鲜有人涉猎的领域：一种整合了重要前沿科学和主观直接体验的内在教育——为的是培养临床工作者的自我理解、个人成长以及由内而外的临床疗效。

我希望借助这本书直接与你对话，并邀请你深入自己内心的主观体验。这本书不同于其他书，它采取的是一种关系型写作方式，我们的目的是让你处理自身的经验。同时，书中会涵盖大量的科学研究。因此，我们将尝试把科学和主观性结合起来，这会是个重要且令人振奋的挑战。我希望你通过阅读本书，既能拓宽自己所信奉的科学之道，同时也能唤醒内心世界的经验之道。最终，这种更深刻的自我认识可以培养出更深邃的存在，使治疗更有效；也能让你有办法教导来访者，通过这些途径，深化正念和自我了解。我们在书中会把研究发现与重要的主观体验结合，后者常被我们从临床训练和教材中忽略掉——但它对我们的存在感却是至关重要的，也是我们自身和来访者之健康的核心所在。

我们的方法

书名为《正念的心理治疗师》意喻本书同时关注作为个体和专业人员的临床工作者，更甚于正念治疗所提供的特殊方法和行为。本书更像一本写给那些致力于帮助他人获得心智成长的专业人士的深度指南。它就像一次海边漫步时的热烈长谈，我们会讨论作为一名治疗师意味着什么，而不是作为治疗师应有哪些特别之举。

我们的谈话会在接下来的 15 章内进行。通常来说，少即是多，我将尽量简明扼要地表达我的观点。这不是一本深奥的科学教材，或是对各领域知识的综述，我也不打算做病例汇编或治疗师行为规范。因为已有太多探讨行动的出色作品了，而本书只是有关正念之道的客观科学与主观艺术。

对那些认识我的人来说——无论是通过先前的书籍、视频还是个人讲座，恐怕你们已经发现，我喜欢用首字母缩写的方法来记忆复杂的关联材料。不过，我们每个人都有各自不同的记忆方法，能将经验最完善地保存下来。有人分享了这种学习风格，喜欢用类似 SNAG 或 FACES、COHERENCE 或 SOCK（这些缩写的含义在《正念之脑》一书的附录中都能找到）的助记符——我确实这么做了！然而也有人觉得这些词很烦人，也很难记住。我还收到一些读者发来的紧急邮件，让我不要再给事物"取这么多绰号"了。我尊重这些要求，哪怕无法从这种术语的使用中获益的人只在少数，我也不愿意失去他们。在这本书中，我会尽量放弃字母略缩词的嗜好。（我会尽自己的最大努力，但合适之时，仍会有些偷偷冒出来。）我只用了一个基本的字头语，来组织整书的架构。本书会用完整的方式来呈现先前出版过的术语，缩写只会在便于阅读时才会使用。

最近我常在想，什么是治疗中最重要的部分——治疗师为他人的成长提供支持的时候，究竟扮演了怎样一个关键角色。"part"一词萦绕在我的字头语神经联结中心，然后，突然间又一个助记符产生了。我使用 PART 这个词来组织各章节。PART 一词代表了我们在助人成长与发展的过程中肩负了以下关键任务：

- 第一章——存在（Presence）：我们立足于自身；对他人保持开放；并完全地参与生命——这些都是我们存在的重要方面，也是帮助关系中的他人成长之核心。这种由内而外的视角，让我们看到作为专业人士自身要修炼的功课，并为一切临床工作创造了一个关键的接纳起点。这一章会介绍一种有关正念、存在以及主观心理体验与神经细胞活动的全新视觉化隐喻。

- 第二章——联结（Attunement）：人与人之间相互传递着信号，因此我们才有机会接收到这些信息，并专注于我们传达给彼此的事物上，而不是被自己的固有观点和知觉偏差所左右。当我们与他人产生联结，哪怕是在急诊时，我们也会始终敞开自己的心来深入倾听病人想告诉我们的。缺少联结，重要的信息就会丢失——这有时会带来悲惨的后果。本章会讨论联结是如何开启一段治疗关系的。

- 第三章——共鸣（Resonance）：本章我们会讨论存在和联结如何导致两个独立个体由于影响彼此的内在状态，而在心理上协调成一个相互依赖和作用的整体。共鸣让我们觉得有人对我们感同身受。这种结合使两个人都得到了极大的转变。共鸣是一种始于人类早期生命的希望体会到与他人的联结的神经系统。这种联结体验能带来保障、被重视和安全感。终其一生，我们都需要这种亲密而脆弱的联结。

接下来是 12 个 TR 元素（由 tr 开头的词）：

- 第四章——信任（Trust）：当我们感受到与某个人的共鸣，我们会敞开心扉，觉得别人重视我们并对我们感同身受，从而体验到抚慰和联结。大脑对这种紧密联系的反应是产生一个开放和信任的状态——它是促进大脑激活和发展的基础成分。在这一章当中会看到，我们实际上拥有支配这种开放感的神经通路，它可以激活社会参与系统。

- 第五章——真相（Truth）：当我们向自己和其他人敞开心扉，我们记忆、知觉、渴求、欲望的内心世界之真实本质就会进入意识。正是这种如实看待事物的能力使深层而持久的改变得以产生。本章中，我们会深入探索这些重要问题，看看认识这些困扰自身的叙述方式，将如何成为迈向心智觉醒的第一步，并把我们从不自觉的自动反应中解救出来。开放地面对真相，而非习惯性地想把它们带到我们渴望却无法企及之处，由此，真实将成为治疗师与病人共同的朋友。

- 第六章——三足鼎立（Tripod）：本章阐明了我们用稳定的心智之眼观察内心世界的方式。有时，对觉察之物的神经表征是跳跃而模糊的，因为对我们而言，它们只是短暂的图像和强烈的感觉，我们的心灵之眼什么也看不见，被淹没在一片混沌之中。三足鼎立是一种视觉化比喻，如同用来支撑心智这架相机和镜头的三脚架，用以观察心智本身——我们称这种重要的能力为正知（Mindsight）。正知的镜头由开放、客观和观照三足支撑，使我们更清明而深入地观察自己的心。我们的生命将因此迈向健康和幸福。这三足可以通过之后探讨的特殊心理训练得到加强。

- 第七章——三觉知（Triception）：最终，用正知更清明地观照内在世界，更有力地使心灵获得转变，这些能力都仰赖于我们对幸福三境的觉知能力。我们称这种觉知力为三觉知，它让我们可以感受到生命相互依存的三个方面——关系、心智和大脑之中的能量和信息之流。关系是我们分享能量和信息之流的方式；心智可以部分定义为我们对信息流的管理方式；大脑则是指广泛分布于全身的神经系统中能量和信息的流动机制。在本章中，我们会看到临床工作者的三觉知如何成为保持存在和促进治疗转变的关键因素。

- 第八章——跟踪（Tracking）：我们在与患者或来访者（我会交替使用这两个临床术语，因两者在不同的治疗领域既各有所长，也各具局限性）建立的治疗关系中，神经系统健康的原始驱动可以通过对个体内和个体间的能量和信息之流的跟踪过程得到释放。最终，这种跟踪会把幸福三境的能量和信息之流带入意识，继而释放出与生俱来的迈向"神经整合"的推动力。本章会阐述整合如何使系统分化部分产生联结。一旦整合，我们就生活在和谐中；失去整合，我们就变得僵化、混乱或兼有两者。正如我们将看到的，整合可以被视为幸福和全面心理健康的潜在机制。

- 第九章——特质（Traits）：心理治疗可以提供巨大的成长机会。然而，我们生来就带着稳定的遗传特质，它们在出生后的头几个月就能显现出来，这就是气质。在这一章中，我们会以综合视角来探索成人的人格，并尝试构建一种架构，将童年时即表现出来的气质视为注意及意义的结构化倾向的内在组织模式，而非外在可观察的个性特征。

- 第十章——创伤（Trauma）：重大事件会冲击个体灵活应变的能力。假如我们一直无法摆脱未解决的创伤——致命事件或虽不致命却极其重大的背叛，我们的记忆层将依然停留在未整合状态上。在这一章当中，我们会由内而外地探索创伤，也会看到内隐记忆层及感知、情绪、身体感受和行为表征方式依然处于混乱状态，并主导我们的心理蓝图。抚平创伤的过程也包含对内隐记忆的这些零碎元素进行整合。

- 第十一章——转变（Transition）：人们初次来寻求治疗时通常深陷在混乱或僵化的生活模式中。当神经整合自然而然地产生，我们就生活在了幸福安乐之中。假如宗教不存在差异，亦或无法相通，整合就不可能发生。这种缺乏整合的状态就是混乱或僵化。作为临床工作者，我们可以通过感受生命之流的种种变化来把握"整合脉动"，体会平息混乱和打破僵局的转变所带来的内在感觉。

- 第十二章——训练（Training）：心智就像肌肉。我们要有规律地锻炼肌肉骨骼系统，否则随着年龄的增长，它们没法维持最佳的功能状态。当然，在我们的精神生活中，不存在实际的肌肉组织——但是需要通过特殊方式来加强我们的调节能力，却是毋庸质疑的。通过心理训练，我们可以让心理的敏锐度、大脑突触网络、关系中的内在联结保持训练有素。这一章中，我们会看到：这种训练最终会使我们具备正知技能，极可能会增强深层修习的力量，促进髓鞘生长，使我们的神经网络更高效。

- 第十三章——蜕变（Transformation）：作为治疗师我们可以感受到整合的脉动；在混乱或僵化出现的时候，我们可以有策略地把注意聚焦在那些阻碍个人生命的不同部分之间的联结的区域。神经可塑性（neuroplasticity）——在对特定经历的反应中，大脑中神经连接发生改变的过程——通过这种专注的觉察得到推动。与此同时，也激活了特殊神经簇。本章回顾了整合的九个领域及其作为蜕变整合过程是怎样塑造我们心理、大脑和关系的整体运作的。

- 第十四章——寂静（Tranquility）：神经整合让我们的心智更具连贯性，我们感受到联结、开放、和睦、参与、接纳、鲜活（清新而有生气的事物）、晓悟（非概念性的深层觉知）、悲悯和共情。整合系统视角发现：这种灵活适应状态伴随着淡然和意义感——有人会称其为寂静状态。本章会探索培养古希腊人所定义的幸福（eudaimonia）——拥有意义、悲悯、淡然和联结的生命——怎样开拓出一条道途，让我们可以帮助别人开发出由内而外的寂静。

● 第十五章——消融（Transpiration）：人类大脑的建构方式让我们不仅容易重视消极面，还易于产生跟其他人隔绝的孤立感。消融用来强调"并行存在"（breathing-across），意指跨越各整合领域而存在的方式，我们会在别人和自己身上来探索这些整合领域。事实上，这种方式会使自上而下的、视自己为孤立存在的影响消失。在这一章中，我们会看到消融是一种觉醒状态，激励我们重组大脑，让我们认识到真相是"所有人都是同一生命整体的组成部分"。整合提醒我们，这个整体并不仅是每个部分的总和：我们在完全融入"我们"之时仍保有自己的个体身份。治疗艺术中，我们注重治愈（healing）、健康（health）和整体性（holistic），而它们都来源于同一个词"整体"（whole）。真正地意识到：我们实际上是一个相互依存的整体；一个相互联系、跨越时间生命洪流之网的组成部分，这会让我们看到助人的重要性。我们正致力于治愈我们的星球。从我们自己开始、从每次一对一的工作开始，我们让这个世界变得更善良而美好。

成为正念的心理治疗师

如果我们能开放地面对成为正念的心理治疗师所需做到的这些部分（PARTs）*，我们会看到正知和神经整合的核心理念正带领着我们迈向健康。正念是个蕴意丰富的词。简单浅显地说，它的近义词有：警醒、聪慧、专注、意识、细致、注意、深思、机警、留心、全面觉醒、智慧（参见 Rodale，1978）。从教育领域来说，它意味着保持思想开放、避免过早关上可能性之门，这是 Ellen Langer（1989，1997）的正念教育研究中采纳的定义。综合起来，正念包括：有意识地、非判断地对当下发生的一切保持觉醒（参见 Kabtat-Zinn，2005；Germer，Siegel，& Fulton，2004；Kaiser-Greenland，2010，Shapiro & Carlson，

---

* 作者的双关语，PARTs 同时也指本书各章主题。——译者注

2009；Smalley & Winstion，2010）。在《正念的心理治疗师》一书中，正念的这三种不同内涵我们都会使用。我希望你能看到，成为正念的心理治疗师，涉及正念涵盖的所有内容：认真正直、富有创造性和冥想层面。在对正念觉醒和保持正念的每种解释中，核心都是正知和神经整合进程。因此，本书试图成为一本临床指导手册，带领大家认识这些机制。当然，我相信从最广义的层面来解读，真正的正念则远不止这些。

我们的讨论会通过人际神经生物学的视角和语言范畴来展开。这种跨学科取向试图进行字面上的整合，我们不想把生物学、心理学和社会学分裂开来，而是希望将它们交织成一个整体。这是能量和生命之流的不同层面。神经生物学也有一种整合取向，大脑、心智和关系这三种不同元素都能保持它们的自主性——它们不会因其他元素而被削弱。它们是人类的现实基础；它们相互影响。大脑代表广泛分布于全身的神经系统，是能量和信息之流的物理机制；心智在某种程度上是能量和信息之流的管理调控方式；关系则是能量和信息之流共享的方式。人际神经生物学从三方面进行整合：通过正知观察和塑造内在世界，在我们推动关系和大脑迈向整合的过程中，使我们可以通过跟踪能量和信息之流来促进不同元素的联结。这是我们监控和改变能量和信息之流的途径，由此来检测混乱和僵化并使系统趋于和谐。下图展示了整合河流，流淌于其中的是灵活、和谐的整合之流，而两岸则是僵化和混乱的浅滩。

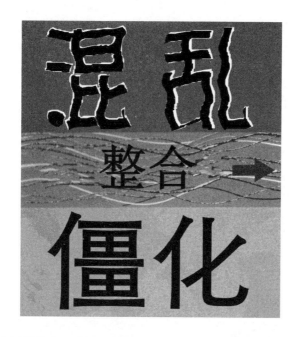

整合河流 整合河流代表了跨时间的系统运动。一旦系统得到整合，其功能便具有适应性与和谐性；而倘若不同元素的联结（整合）无法产生，则系统就变得僵化或混乱

要成为一个正念的心理治疗师，我们就必须在助人时将这种整合与和谐带入自己的生命中。这就是我们的整体取向，也是本书的大致轮廓。我们将共同探索生活中以及身为临床工作者在帮助他人迈向健康、治愈和成长的工作中的这些重要任务。

目 录

目 录

第一章

存 在

存 在

在生活中保持正念是一种技能，而这种技能可以经由特殊的心智训练来加以培养。我们将于本书中对此展开探索。正念一词蕴含着不同意义——对所做之事保持觉察和关注；对可能性保持开放与乐于创新；对每个当下保持觉知而非执着于判断。从这些不同的定义可以看出，正念是指一种觉知状态，借此我们可以保持灵活、接纳和存在。

正念觉知训练下的全然存在已被证实是一种重要元素，它能在日常生活中为我们提供应对挑战时所需的心理韧性（resilience）。借助这种训练，我们可以转向一种"迎接"姿态的神经兴奋状态，来面对而非回避困难情境（参见 Davidson et al.，2003）。

（全然）存在是一种艺术形态。它解放了心智；解除了心灵痛苦，避免被对未来的忧心匆匆和被对过去的念念不忘所消磨。存在也可被看做是帮助别人获得治愈的最重要因素。

我们都深具潜力。从诸多方面来看，健康犹如畅游于可能性的广阔海洋中；而不健康则可以被视为因各种僵化和混乱状态导致我们无法获得这种自由。作为人类，我们拥有各种惊人的、近乎无穷的可能性，借助错综复杂的大脑，我们可以编织出充满创造性发现的人生。然而，太多人生活在有限的身心状态中。至少我们需要食物、衣服、住所；我们需要一个安全的环境，可以喝到干净的水，呼吸到新鲜空气。对我们来说，努力保护地球上我们赖以生存的必需品是性命攸关的。在这个世界上，人口在不断增长，与我们分享这个地球的其他物种却在衰减

(参见 Goleman，2009)。倘若能活在自身生命的当下，那么，我们的存在也能给这个星球带来意义。同舟共济、相互扶持能缓解我们的痛苦，不仅如此，一条亘古流传的至理名言如今也得到了科学研究的证实：为了他人的幸福而努力会给我们自身带来快乐和意义 (参见 Gilbert，2010)。我们生来就是彼此照料和联系的 (参见 Kelner，2009)。然而，假如我们没有为此做好准备，这种服务他人的生命意义反而会给自身带来伤害。缺乏增强心智的途径——无法建立起伴随 (全然) 存在、正念而来的心理韧性——我们将会处于危险境地：在当下，我们会不知所措；长远来看，则要面临枯竭的可能。

我们带着完整的、被接纳的自己与他人接触；我们活在生命的当下——这些会有益于我们所做的一切，包括为帮助他人、保护并改善我们的生存世界所做的各种努力。倘若你有志于此，那么培养存在和正念可以让你拥有智慧，带着更强的韧性，更快地响应生命的召唤。无论你在助人时具体的专业基础是什么，存在都是你进行训练和工作的重要起点。当我们说自己是临床医生、治疗师、社会活动家或环保人士时，我们都在力求为他人和我们的世界带来健康。无论你对抗的是疟疾还是营养不良；无论你是致力于减轻全球变暖还是生态破坏，你总是必须先参与自己的生命，才能把工作做好。"好"不仅意味着活在工作的当下，也意味着为你的生命带来韧性。如果你正好在从事心理治疗，我们即将进行的有关正念的课程也同样可以为他人的成长提供帮助。即便你从事的是其他临床方向和社会干预工作，这些章节中各种有关探索和沉浸体验的内容也都会对你的工作和个人生活有所裨益。从诸多层面来看，活在当下所带来的助益比比皆是：它提升了我们的专注力、让我们富有智慧和远见，这不但有益于我们自身的发展，还能成为我们助人时的坚实后盾。

照顾好自己，从中获得支持与疗愈，进而更好地对他人及周遭事物有所助益，这些是我们每天的必修课——不是奢望，也不是自我放纵。或许你曾听人说过：自我反思只适合那些一心只想着自己的人，认为我们必须"离开自己的生活"才能寻找到真正的意义。假如真是如此，我们何需花时间来反观自己的内心？为什么又会有研究证明自我意识是情绪智力和社会智力的起始点呢 (参见 Goleman，1996，2007)？原因是无论我们面对何种挑战，从饥荒疾病到环境破坏；从心理虐待和文化灭绝逃亡到儿童期家族背叛带来的心理创伤，我们都是作为一个个拥有主观内在生命的人类在努力治愈他人。而这对你、我、他人和我们的星球来说都同样重要。

基于这些理由，这本书主要聚焦于所有助人之举的重要起点——人类生命的内在层面。我们可称其为内在主观世界或内在心智海洋。这是一本专业手册，会让人们获得由内而外的成长。那个时常沉默的主观内在起始点，常常迷失在创伤过激行为的喧嚣和骚乱中；隐藏在外在冲突的碰撞声之下。但恰恰是这个内在海洋为所有的疗愈提供了资源——这一内在生命带来了平息喧闹所需的支撑；它协调了战争中的不同"国家"和"民族"；它缓解了跨代的紧张局面，并让人们自由地活在当下。

主观经验和客观事件的现实性

现在所进行的对话不是面向那些寻求快速解决方案和便捷答案的人。我们准备直面现实，使内在主观世界和现代科学的外在客观研究结果相结合。那些努力编织主客体整合画卷的新人，欢迎你们来到跨学科思考的世界！我知道只是阐述具体的练习和基本观点要容易得多，但那样做会让你——作为一个专业人士，缺乏必要的背景知识来了解自己助人工作的重要性。我们说，在科学领域里，"机会只给有准备的人"。因此，我希望这场科学和主观性的对话可以让你做好准备，创造你想要的生活和工作。

我会先介绍整体架构，帮我们做好准备，看看如何让自然科学发现中精细的定量数据与主观生命的微妙之处融汇贯通。当我们从日常生活的喧闹中后退一步时，我们就会发现现实至少可以分成两个基本层面。我们的存在具有一体两面性。在我们眼前的是可见的一面——物质世界中事物的空间排列。举例来说，假如你把胳膊举到眼前，就能看到自己的手在动。你也可以看到花园里盛开的花朵；闻到它的香味；摸到柔软的花瓣。这些都是我们物质世界的空间元素。然而，在另一面上，发生在我们经验层面的一切也同样真实——对玫瑰花那娇艳的红色的主观感受；芬芳飘荡于你鼻息间的感觉体验；你对所见过的每一朵花的记忆。我们同时也会瞥见其他人，看到他们的面部表情；感受他们的主观内在世界可能会是什么样子。我们通过最初的五种感觉来接收外在世界的花朵和面孔的输入信号，与此同时，经验的主体感受让我们感知到了那个外在或内在的世界。更进一步而言，我们可以感觉到由第六躯体感带来的身体输入信号。这些是我们从物质世界获得信息的通道，有关我们的身体和外在生存的世界。也就是我们是"怎样"制造出对外在世界的内在感知的。"怎样"一词之所以加上引号是因为这个世界上没有人真正懂得神经元兴奋的物理属性究竟是"怎样"的，比如说，让人"产生"看见玫瑰花的主观体验。没有人知道我们是怎样从看见一个人哭就知道这个人很伤心的；也没有人知道主观想象一朵玫瑰花是怎样让大脑产生某个特殊神经兴奋模式的。出于这个原因，有些人认为转向物质世界并试图将其与内在世界联系起来是件徒劳无功的事情。甚至有人会说这是破坏性的：企图把科学世界和主观世界交织在一起会丧失我们内在精神生活的重要性。我希望你会看到，如果以一种富有人性而开放的眼光来看待客观物质世界和内在主观世界的共存，将是非常有力的。我们可以在所有有关心智和大脑问题的讨论中看到这个基本起点，并找到新方法来看待这个老问题。

感知我们的内在精神海洋——区别于由身体、外在客体构成的物理空间世界，这是有可能的。当你意识到玫瑰花是你感官世界的体验，而玫瑰花一词适时地唤起了你经验中的图像和情感时，你可以说你正在感受大脑神经元的兴奋模式。但这是在说：人对玫瑰花的感觉实际上是头颅内一种电传导和突触连接所激活的感觉吗？或者你的意思是它们是相互关联的——即在你拥有看见一朵玫瑰花的主观感受的那一刻，根据从研究读物中得知的，你大脑后部的枕叶皮质区被激活了？想要从不同的角度来看这个问题，先澄清一些基本概念会有所帮助。

现实的经验性主观层面是非客观的。你无法称量，也无法把它放在手中，或是用相机来捕捉这种内在经验的主观本质，即使动用功能性大脑成像扫描仪也不行。这个内在世界——我们精神生活的主观实质——不同于大脑活动。我们可能会发现某些时刻，当我们感到恐惧时，我们也会在电脑扫描仪中捕捉到一组科技成像，显示位于大脑边缘系统的杏仁核被激活。但是请注意，事实上，我们只能说生理的神经元兴奋和主观经验几乎同时发生：杏仁核神经元兴奋不等于感受到恐惧。对因果关系的朝向，我们要保持开放思维：想象一下，恐惧可能会导致杏仁核的激活，同时，也可以是杏仁核的激活"使我们产生"恐惧感。我们该如何把心智（现实的主观性和内在精神层面）和脑（现实的客观物质层面）之间的这种重要的双向影响统一起来？

在我们偏离主题太远之前，请允许我提一下，假如我们打算进行一次有关正念之真实内涵的探讨，使之深刻、富于科学意识而又具有主体启发性，那么，我们在开始的时候就需要解决这个问题。这里有一些可以指导本次旅程的基本概念。

主观体验并不具有物理位置，但确实存在于时空之中。想想看，你的恐惧感或对玫瑰花芬芳的敬畏感在"哪里"发生？现在，你的内在有什么感觉？什么意象在你的心智之眼中升起？也许你无法确切地量化这种感觉或意象的高度、宽度和深度——你无法真的拿把尺子去丈量你心中浮现的那个图像。但是，此刻你知道自己的体验是真实的。然而，它在哪里？如果你说"在我脑中"，你就把神经元兴奋等同于心理体验了。现实经验性主观层面的真相是，它可以与现实物质"客观"层面同时存在，后者的确存在于空间中，可以用物理方位来衡量。现实的主客观层面所共享的是时间。我们当下可以感受到爱，与此同时，大脑的特定神经回路被激活。它们共同分享的是：时间上的同时存在——因此我们说它们是相关的。然而问题是哪一个先发生，接着我们就陷在有关这一答案的争斗中了。

假如关于大脑和心智这一问题的答案是像通常所说的"心智源于大脑活动"的话，那么就没什么可谈的了。你的大脑会处理所有事情。自然地，言下之意就是：我们是自己大脑的奴隶。但是，如今科学研究结果也证实：心智可以从许多方面激活大脑回路并改变大脑的关联结构。换句话说，你可以运用内在主观层面来改变大脑的客观生理结构。

这不仅是关于知识性问题的学术探讨或争论。假如我们可以唤醒我们的心智，让大脑朝一个特定的方向发展，我们就可以建立起有关韧性和慈悲的神经回路。我们可以用心智来改变我们的大脑和生活。这对于在现代生活中经常被漠视、在当代教育中基本被忽略且无法被肉眼看见的心智来说未尝不是一件好事。

当我们深入探讨（全然）存在之内涵时——我们何以成为一个正念的治疗

师——这些有关现实的基本概念之间实际上有着极为密切的关联，即使最初它们看上去有些抽象。如果这些因素对你来说是陌生的，你会感到有些不知所以然，请先容我讲完。很快，我们就会看到：心理体验的主体性和神经元兴奋的客体性可以很好地交织成一个框架，帮助你的心智做好准备，迎接挑战，理解难题，这些在以前似乎是无法企及之事。

从基础开始着手：原点和可能性

现实的经验层面和物质层面可以看做是原点（primes）。原点一词意指那些无法再拆分和减少的基础与根本元素。原点是坚实的基础——我们可以把现实的经验层面和物质层面看做原点。我跟一群科学家及禅修者花了一周的时间共同探讨有关科学和灵性的话题，由此引发了一些有趣的讨论。我们就主体性和神经元兴奋的这些问题展开争论。我和 Michel Bitbol（一位物理学家、医生兼哲学家）进行了一次关于现实的本质以及这种原点观的讨论，获益良多。正是从这次讨论中，我产生了这样的观点：也许诸如爱这样的感觉体验，和物理空间里特定大脑区域的神经元兴奋在时间上相关；不过，两者都是原点，并且"同时产生"。爱的感觉与神经回路的激活共享一个时间维度——前者是经验性的，后者是物理性的。可以说是神经元的兴奋产生了爱的感觉；同样也可以说，是爱的感觉产生了神经元兴奋。我们不必说任何一方享有主导权或优势，它们就像一枚硬币的两面。你会跟人争论一枚硬币是否是由正反面组成的一个整体吗？我们期待随着时间的推移，会有更多的科学和哲学研究探索这个同属于心智和物质的问题，对现实本质会有新的拨云见日之见。但是现在，我们可以树立这样的操作定位——现实这一整体至少包括两个同时存在的层面：物质层面和精神层面。

这就是我们的现实操作框架，我们对科学和主体性的整合就建立在此基础之上。在那次有关科学和灵性的会议之后，我和几个学生结束了为期一周的聚会，一起坐上返回佛罗伦萨的火车。过去一周的每天早晨，我们都在体验太极、气功、舞蹈和歌唱，接着要讨论有关现实和人类经验之本质的知识；下午我们则有更多的讨论、沉浸体验，还有个人反思和非正式聚会的时间；晚上我们延续这些活动。

这一周让我知道了体验练习对平衡抽象概念讨论的诱惑具有多么重要的意义。一位来自美国威斯康星州的母亲去接她已出国一年的女儿，在火车上听到我们关于如何协调这些现实问题的讨论。我拿出日记，画了一个图，试着形象地跟她解释现实一体两面的概念。我们要下火车的时候，这位妈妈探过身来对我说："请您把大会主席的地址告诉我，我想我似乎应该付给他们一些学费。这太有趣了，而且很有用！"我希望对你也会如此。在图1.1中，你可以看到有关这一观察现实的方式的视觉化图像。

想象一下现实取决于可能性——这个观点得到了量子力学的支持（我们讨论了长达一周的内容）。在现实的神奇水平面内，分布着全然开放的可能性。没有任何事情是既定的，一切皆有可能。随着时间推移，一些事件发生了（沿着X轴向右），有时我们在这个开放的可能性水平面内的位置向外移动，离开这个水平位置，我们达到一种或然性状态（state of probability）。假如我说"水果"，你便更可能从"一切皆有可能"（anything-is-equally-likely）转而去想象一个水果。这种从可能性到或然性的转变用图像表示则是从水平面延展到水平面上下——客观性或主观性的或然性效价高地。假如我接着说"番茄"，你可能就直接产生番茄的图像，我们称之为激活峰值。那一瞬间你从开放的可能性达到或然性，再到一个既成事件。为了捕捉这个位移，我们可以在可能性水平面、或然性效价高地和激活峰值上各画上一个点。

我们每个人都有来源于自身性格和特定经验的倾向性。我们也许还有一套所偏好的生存之道。这些主观心理体验和相关层面的神经元兴奋模式都可以各种形状、大小和高度的高地来呈现，我们称之为人格，在第十一章中会讨论到这个话题。

主观体验

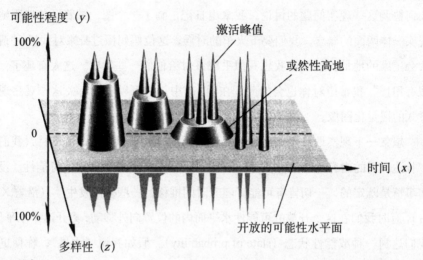

神经元兴奋

图 1.1 可能性水平面是包含人类经验不同维度的视觉比喻。①我们可以想象神经元兴奋的原点（在水平面下方）和心理主观体验（在水平面上方）相互反射——有时其中一者占主导，比如在不同时间跨度上（以 X 轴来表示），大脑可以推动主观体验，而注意力聚焦也会驱动神经元兴奋。②以可能性程度为基础，Y 轴（垂直于水平面上下）描绘了出现在水平面上的开放的可能性（比如开放的正念觉醒），或者出现在激活峰值上的确定性（一种特定的想法、感觉、记忆，以及它们在神经元活动中的平行线）。③心理体验或神经元兴奋的多样性可能沿 Z 轴表示（由远及近指向页面外的你），因此沿着该轴线的空间越大，神经元兴奋或心理体验的多样性就越有（存在的）可能。这个水平面是全然开放的；高地有宽有窄，然而在多样性上比较有限；激活峰值则是心理体验或神经元兴奋数组的特定数值。④峰值代表了某个瞬间心智或大脑获得特定激活的例证——导致该瞬间产生特定活动的激活。高地代表了心智状态或神经元兴奋形态，它们可能有不同形状、程度、高低和宽窄：较低意味着较少确定性，这时有可能出现神经元兴奋；较宽象征着更多样化、更多类型的倾向性；较高意味着那些启动中的神经元具有更大的激活或然性，更可能在该状态或情形下出现；较窄意味着较有限的选择空间，这时该高地中就有可能会出现峰值。开放的可能性水平面表示零或然性，任何特定的峰值或高地都可能在此升起。因此，它代表了一种正念意识的开放状态和该瞬间神经系统的接纳性状态。

　　图 1.1 的一个要点是：离开可能性水平面的运动（沿着 Y 轴上下移动）几乎同时发生在两个方向上。每次当我们在主观层面体验到番茄的心理意象时，我们同时也在大脑内产生了与那个番茄意象相关的神经元兴奋模式。这些就是激活峰

值。对水果的感觉可能处在直接意识通路之下——或许它只是通过想吃点心的渴望来呈现的。但是，神经元启动了；大脑准备好要激活所有的水果意象了；突触连接启动的可能性变大。这种价态以或然性增大的高地来表示。

在开放的可能性水平面内，存在近乎无穷的神经元兴奋和主观体验的组合。随着时间推移，我们通过神经元兴奋、主观注意力聚焦和情绪反应倾向来表达自身的人格，这种倾向形成了各种在时间上具有稳定性的高地。当我们不断缩小经验和神经元兴奋模式的范围，我们就从一系列有宽泛的可能性和众多倾向的高地中固定在某个特定高地上，这时就很可能会出现某些神经元兴奋模式和主观体验。举个例子，当你准备打网球时，就可能出现这种情况：你的大脑启动神经元兴奋模式，让你进入备战状态；你的心灵海洋激活了兴奋感和过去有关比赛的记忆。当你举起球拍做了一个特定动作时，现实物理层面达到了激活峰值，那一瞬间你的神经兴奋模式激活了特定运动传导通路。就心理层面来说，这个峰值包含了你感受到身体运动时的某种冲动感和比赛的兴奋感。如果你想象自己在玩游戏，对网球赛具体意象的主观体验也会导致神经元兴奋模式的产生——正如真实的比赛会让神经活动带动你的主观体验。

这种视觉化比喻结合了现实的两个基础原点：物质或神经系统层面和心理或主观体验层面，让我们在独立存在的两个层面进出。我们不是想制造二元对立——而是要接受这样一种立场：现实的物质和心理层面都同样真实而且相互影响。对有些人来说，例如笛卡尔，这是两个独立的世界。现代哲学家（参见 Wallace，2008）也认为把物质世界和心理世界合二为一是错误的。然而现代神经科学有时会走向另一个极端，认为大脑处于主宰地位，而心智是个奴隶——只是神经元兴奋模式的结果。若把心理和神经系统看成是同时出现的不同原点，肯定也会有人反对这种观点。不过现在，我们还是先根据这个模型来思考，它可以帮我们看清一个很重要的问题：有时大脑主导心理，带动它，成为我们经验的驱动力；但在其他时候，就像这个模型呈现的：心智占主导位置，利用大脑来制造其本身。现有研究发现：心理活动会使大脑产生特殊模式，并最终改变大脑结构（参见Doidge，2007）。这类研究的一个例子是，研究心理意象练习所带来的影响。想象自己是在演奏乐器的乐手或是在进行运动的运动员，不仅在维持和提高其生理机能方面获得了出色的结果，而且还证实了这种心理活动会导致大脑的生长发生改变。

这种看待现实的框架也让我们可以更深入地探索（全然）存在的真正含义。它要求经验的神经系统和心理层面都灵活地朝可能性开放水平面移动。我们可以自由地回到水平面内，创造解决老问题的新方法。而不是僵化地陷在峰值的循环模式中；受或然性高地的情绪盲目影响；或是成为自己人格偏好的奴隶，陷在边界僵化的高地模式里。这种视角使我们得以提出以下观点：保持接纳使我们可以进入一个开放的内在空间，并创造出非概念化的状态，使我们可以与他人共鸣。由此，我们可以看到通过什么方式可以有意识地培养生命中的创造性和（全然）存在。

水平面比喻同时也帮我们看到作为对他人信号的反馈，主观内在海洋和大脑神经元兴奋模式如何发生改变。假如我们被既定观念、判断所主宰，或然性高地或激活峰值就会阻碍我们实现真正的开放。当我们可以自由地进出开放的可能性水平面之时，（全然）存在就会出现。学会监测现实的神经系统和主体性层面，然后将其改造、使之趋近水平面，这正是对正念内涵的形象描述。学会逐渐趋近水平面的技能会有利于我们塑造生活和关系中的（全然）存在。

可以说，与他人同在涉及对现实中出现的任何事情全然开放的体验。（全然）存在意味着对一切保持开放、活在当下。我们承认自己的偏好，在这样的觉醒中，我们释放了自己，平和自在地从峰值回到高地再到水平面。

这个模型用一种结合而非分裂的方式，把我们的主体性内核和神经系统联系起来。不过我们也只能开放地看待它所呈现的内容。我过去在高中时就曾抱持这样的观念，然而，这并没有帮助我在休息室或校园里交到多少朋友。所以你就能理解，最初要完全采纳这个观点对我来说有多么不情愿了。但我觉得它会有效——教授这个模型的讲座也被证明是有价值的，这也是我们之所以会看到这本书的缘由。

自然而然地，我们常常想通过语言把内在观点表述出来，以便与别人获得联结。我们也会使用图片、绘画、照片、音乐、舞蹈或肢体接触来沟通。然而，事实上，无论我试图用哪种方式来表达内在主观经验并与你产生联系，我的内在世界也永远无法被完全表达。在这种状况下我们只能尽力。我全心全意地跟你分享这个观点，因此，我希望你在这一旅程上会走得更远。我们所有人能做的就是尽我们的力量，谦卑地知道这是永无止尽的。所有地图都只是一个向导，而非一所监狱。如果这个比喻有助于阐述方法，促进沟通，那么，也许它对我们就是有益的。就让我们拭目以待吧。

我们已经想象出了"现实"的视觉化图像：包括了一个可能性水平面以及时间、多样性和或然性的轴线。当我们从开放的可能性转向或然性和激活状态，我们就离开了水平面，从上下两个方向朝物理和心理两个层面移动。也许你考虑过除物理三维空间和心理主观体验以外更多的层面，比如你可能会说"心灵空间"（space of the mind），但目前就让我们坚持现实的这两个层面，看看根据这个观点可以走多远。我们重新回来，用一个常见的例子来说明这个模型如何运作。当我们离开这个二维水平面，进入水平面上下的第三维度时，我们已经从水平面内开放的可能性到达水平面之外的一个具体事实。在水平面内，可能性是全然开放的，或许有人会更喜欢称其为是无限的或非概念化的。打个比方，你现在可以随心所欲做任何想象，这时你就处在水平面内，心理体验或大脑活动的可能性都是开放的、未定义的、趋于无限的。当你看到"埃菲尔铁塔"，你大脑的生理反应也许是激活过去对该塔编码的特定神经元兴奋模式；在经验层面，你可能会产生有关这个塔的表象。当你看到或听到"埃菲尔铁塔"的名字，你就从水平面内开放的可能性来到了既定事实，位于水平面之外的某个峰值上。这个瞬间，你既通过对塔的视觉经验来到了主观体验的一边，也来到了神经活动的另一边。这就是主观经验和神经元活动物质元素相对应的方式。或然性锥体仿佛是从水平面上下两个方向拉伸出来的。锥体的双向运动在水平面两侧是对称的，因为主观（性）和客观（性）是相互反射的。当这个锥体从两侧离开水平面时，水平面内的广袤无垠便缩小到高地的范围中了，直至在峰值上成为锥体上的点。现在，当你看完或听完"埃菲尔铁塔"这个词，意象减淡，神经元兴奋消退，你就从峰值返回锥体较低的薄层，这便是或然性效价高地。它看起来更像是倒置的可丽饼*，而不是

---

* 可丽饼：一种法式薄饼——译者注

炸玉米饼*。随着时间推移，我们先是来到上升的或然性（比如想要可丽饼），接着就有事件发生了。当我们离水平面越远，或然性就越强烈，直到我们真的就想到了可丽饼——这就是锥体的顶点，即激活峰值。我们从开放的可能性（水平面）升到有限的或然性（高地），直至缩小为特定的激活状态（峰值）。而你重回水平面时，先是返回或然性高地，然后是各种可能的神经元兴奋模式（物质层面）或体验（心理层面），它们是全然开放的。你现在就回到了开放的可能性水平面内了。

（全然）存在意味着能在水平面、高地和峰值间灵活地来回移动，从可能性、或然性到激活状态，又重新回到可能性状态。（全然）存在就是这种在时间上具有稳定性的开放、灵活的运动。

保持（全然）存在即在这些经验层面上灵活移动，因此我们不会被困在某些有特定倾向、有限的或然性和既定的激活模式中。我们流畅、自在地从某个特定念头、感觉（经验层面）和大脑某个特定神经元兴奋模式、外显行为（空间层面）来到更灵活的或然性，最终回到开放的可能性中。这一系列转换的能力就是我们所定义的（全然）存在，它是一种习得性技能。重点是：我们可以学会松开习惯的禁锢，放开根深蒂固的被我们称为"人格"的影响，变得更具正念。我们可以学习监督自己的内在世界——心智和大脑，然后改变它。这样，（全然）存在就可以成为生活中的持久特质，而不仅是一种刻意制造出来的状态。

此刻，我充满了担忧，怕你会觉得这一切太抽象了。一种担忧袭上我的心头："我不希望你砰地一声合上书！"有一部分的我很想删掉这些有关一体两面、可能性水平面、高地和峰值的内容。我们为什么不能让它成为一本直截了当的有关正念研究的书呢？我们为什么不能只是在乡村吃着沙拉或三明治讨论着下周的校友返校赛呢？我的高地准备要进入拒绝和孤立状态。但是也许，只是也许，这次会不同……当然，整个助人领域，尤其是心理治疗，要求我们深入探索主观精神生活的本质。我从坚决抗拒的峰值又重返某个愿意施以关怀的高地……现在，带着意识中心的些许呼吸，放松地回到一个熟悉却不那么固着的高地，仅持一点点迟疑和警觉。我跟随自己的呼吸，吸气、呼气，现在让自己回到那个开放的可能

---

* 炸玉米饼：一种墨西哥食品——译者注

性水平面内。有时需要体察认识才能驯服，直面生活中的高地和峰值，松开它们的禁锢。我们弱化峰值、拓宽高地并放松地返回开放的可能性水平面。这就是我们的起点，事实上，它被我们所有人所共享。它是个神圣之地，当我们重返时，可以在此找到清明。这就是我们回到（全然）存在的方式。

从这个基本观点出发，我们就能随意地往返于有关大脑的讨论（物质空间层面）和对内在生活的探索（内在的心智海洋），这对我们接下来要做的一切都是至关重要的。如果不从这个基础开始，也许就很难发展出对众多重要疗愈问题的深层理解。那就会存在风险，我们也许会给出毫无助益和过分简化的观点，如："心智就是大脑的活动"，或"对大脑的认识在心理治疗中毫无助益，因为治疗是主体和主体间的体验。"当然，做好准备也包括让这些有关现实和疗愈的观点贴近日常生活。让我们带着这个重要的初始概念框架，进入一个带有实践意义的故事里。

活动水平面和（全然）存在的重要性

假如我要给一个头痛的病人看病，我可能会先回想一遍导致她疼痛的所有可能。顺便说一下，这是 25 年前我还是儿科实习生时发生的真实故事。当 15 岁的玛利亚告诉我她的故事时，我最初担心她是因为家庭作业的压力以及跟朋友间的冲突而痛苦。然而，随着故事的展开，有些事情引起了我的注意。她指着自己的头，告诉我假如她右侧睡的话，早晨起床时，她的头就会非常痛。"真的非常痛"这些词在我脑中反复回响。我检查了玛利亚的眼底，发现视网膜看上去有点浑浊，这是颅内压力过度的象征。我叫来我的督导医生，他告诉我病人的眼睛没问题。但这无法让我安心，因此我让一个神经科医生对她的眼睛再做了一次诊断和检查。他也同意玛利亚的眼睛看上去很好。在我的要求下，传染病专家也过来了，他同意其他人的看法，并告诉我玛利亚需要做脊椎穿刺。那时候已到下午 5 点了，所以我要把她带到楼下的急诊室继续进行评估。

正当我准备进行脊椎穿刺时——清洁玛利亚的背，准备好工具——一个巨大的声浪"不"，从我的腹部直冲头部（现在可以用我们的新框架来观察这个情况了：从内脏和头部神经网络升起的神经元兴奋，穿过脊柱内一个叫做板层 I 的区域，然后驻留在我的前额叶中线位置：包括脑岛和前扣带皮质——我们很快会对这些区域进行详细地讨论）。接着，在现实主观层面上，有种感觉进入我的意识。我突然感到一阵惊慌。我告诉病人和她母亲，还有同我在一起的医学院学生：我们不能这么做。即便要花几千美元，我还是坚持让他们找一台 CT 扫描仪来排除导致她脑脊液压升高的任何可能。如果压力真的过高，进行脊椎穿刺时大脑就会向下推，那病人就会立刻死亡。

那位母亲请求我按传染病教授建议的那样"做穿刺就好了"，但是我的身体告诉我不可以。于是那位母亲从老板那儿借来了钱——而不是让玛利亚转到乡村医院以逃开我这个顽固的大夫。大脑扫描完成后，我看完了其他病人就到急诊室等待她的结果。这时，我接到放射科医师的电话：他们发现玛利亚脑脊液压严重过高，原因是她脑里长了寄生虫（它们长在脊髓液通往脊柱的出口处。而且只要她的头向右平放，它们就会移动，进一步阻碍了这个升压液的出口，从而导致她头部日益疼痛）。我现在讲述这个故事是想以此来说明这样一个概念：保持与他人同在可以挽救生命。虽然我的三位老师全都很仔细地看了玛利亚生理检查结果，但只有我是全身心投入地去感受在玛利亚身上可能发生的真实情况。教授们已经尽力了，只是他们使用的数据无法避免其数量和形式的有限性。我成了玛利亚的临床医生。"与她同在"的字面意思是对"与之共同"产生的任何事情都保持开放。（全然）存在对我们临床工作至关重要，没有任何东西可以取而代之。

与玛利亚一起，我必须对诸多可能性保持开放。我最初认为玛利亚只是压力过大需要释放，因此，我必须保持接纳才能考虑其他观点、情绪、感觉。我要让自己从那些自然产生的想法——那些思考和分析的高地和峰值中——重新回到可能性水平面内。我要对我的老师会犯错、另外两位会诊医生会犯错的可能性保持开放。其他人的观点和反应会让我们从水平面移向高地，因为我们会考虑他们的观点。这很必要，也很重要。我们不可能生活在真空中，永远只是盘腿坐在水平面内。我们要刷牙、纳税，还要做具体的决定。所有这些都要求在生活的高地和峰值上仔细地考虑和行动。知识和会诊也会有局限，但我的身体信号却以直觉的方式帮我弄明白要做什么——或者在这个案例中，帮我弄明白不要做什么。我们的直觉并不总是精确的，但是它们通常会提供一种重要的认识来源。在我们生命的旅途上，对各种认识途径保持开放是非常重要的。保持开放包含对我们的一切经验、身体记忆和知识与感觉的信号保持接纳，再去评估它的正确性。在这个案例中，它救了玛利亚的命。我只是保持（全然）存在，做我的分内事。

在所有这些方式中，我们会看到特定峰值会一再出现——例如，玛利亚临床诊断中分享的"事实"；权威会诊医生们的意见；必须斟酌的临床决定和预计的干预措施。但是（全然）存在使我实实在在的物质和心理层面都回到了开放的可能性水平面。也许我学会不断质疑权威、从不对任何事情抱理所当然态度的高地也很有帮助，这让我可以跨过建议的藩篱，避免了玛利亚的死亡。早在读书的时候我就下定决心：人们对事情真相的坚信不一定意味着他们陈述的就是准确。没有人可以掌握某种经验的所有因素，我只是尽力对事物的本质保持开放。这是我的偏好、我的初衷。不过，事实上，我们的确需要对事物有确定的观点。比如说，采取特定的治疗方法。我们确实要倾听这些更年长、更智慧的长者们（的意见）。但是与此同时，我们要不断接受临床评估和干预措施进展情况的反馈；保持开放，放下既定观点；从激活峰值和或然性高地返回可能性水平面。这种反馈是各类有效的心理治疗的关键要素（参见 Norcross，2002）。（全然）存在可以让我们发现这种反馈，帮助我们带着平静，从可能、或然到事实之流自由往返进出。重点是：我们要对自己所处的位置保持觉察——处于开放的可能性水平面内；停留在熟悉的高地上；由于攀升的高地限制了选择，就执着于心智状态的成见；在特定的激活瞬间，我们进入特定激活峰值。伴随着对我们一体两面的锥体运动位置的觉察，我们拥有了选择的自由，带着开放流动的存在，灵活地进出可能性水平面。

大脑基础

之后，我们会就大脑方面的问题进行直接探讨。我们会吸收大量科学知识，此系列的其他书籍在这方面做得很出色。但是在本书中，就正念存在所产生的主客体交界区域，我们基本上会坚持神经科学的立场。

存在依赖于安全感。大脑不断监测内外环境的危险信号，这个过程叫做神经纳受（neuroception），这个术语是 Steven Porges 提出的（参见 Porges，2009）。一旦发现危险，我们就变得高度警觉，并激活了战－逃－倒（fight-flight-freeze）反应*。神经纳受评估涉及前额叶、边缘系统和脑干的参与，并取决于对进行中的事件重要性的评估，也参考了以往的类似事件。举例来说，假如我抬起手，而你从未有过被人伤害的经历，你可能会把这理解成我想要问问题或是拦出租车。另一方面，如果你之前曾有过心理创伤，也许就会把我抬手的意图解读成企图要攻击你。相同的动作，却带来不同解读，这是由过往成见对安全与危险的评估造成的。我们过去的经验，尤其是未解决的创伤，限定了我们的或然性高地并制造了效价状态，使我们偏离了开放地评估不同状况的能力。当你认为自己要挨打的时候，很难保持（全然）存在。这些高地使我们以特定的方式过滤掉输入的信息，于是就会产生特定的行动或解读倾向。我们还会从特定的或然性高地向上移动到某个特定峰值。创伤史使你的系统从开放的可能性移向倾向性和或然性，然后到了快速演变交替的激活状态，你很容易被带离存在状态。认识你的神经纳受评估倾向是培养治疗师（全然）存在非常重要的第一步。我们在接下来的章节就会看到，向来访者传授这种感知世界的内在方式是极其重要的。假如我们认为事物是有威胁性的，我们就离开了接纳性存在的开放状态，进入战－逃－倒的反应状态。

战斗的感觉也许会以肌肉紧张、心跳和呼吸加速、紧咬下颚和高涨的暴怒感等形式出现。逃跑也许被同样的方式激发，自主神经系统中油门般的交感神经分支也参与进来，不过这次不是驱使我们去攻击，而是逃跑。你可能会有冲动想要跑开、逃避话题、移开与我的眼神对视。战或逃缩小了我们对攻击策略和逃跑路线的注意焦点。这种注意收缩关闭了存在的开放之门，我们被成见的或然性、固着的激活状态所占据。

在冻结状态下，我们的交感神经系统没有参与，而是刹车般的副交感神经系统背侧在起作用。现在，我们已经激活了反应缓慢的无髓鞘迷走神经，我们的心跳和呼吸变慢、血压降低，甚至会晕过去。这些反应的好处是让我们平躺以保持血液流经头部，或是万一遇到食肉动物要吃掉我们的时候，可以装死。食肉动物

* 这是一种生理反应机制。大脑在应激状态下会做出反应：迎战、逃跑或是停滞僵住。——译者注

更喜欢吃活物，不喜欢那些可能导致它们生病的腐尸。暂时性昏厥在热带草原上可以救你的命。

事实上，无助感会唤起冻结反应，同样也会弥漫在我们整个（神经）系统里，限制我们反应和思考的选择。我们僵住了，陷在一种恐惧状态中，封闭了所有的可能性，把自己和他人、甚至我们自身隔离起来。这时，或然性高地和峰值都处在生存模式中，用极端有限的方式驱动我们的内在经验和神经元兴奋模式。

在危险状态下，我们无法激活 Porges 所说的社会参与系统（social engagement system）；也无法进入我所说的自我参与系统（self-engagement system；参见 Siegel，2007a）。我们变得心不在焉、孤独、麻木。这就是我们如何从接纳变得抗拒。

从这些层面来说，危机感及其后续的战－逃－倒激活状态反应阻碍了治疗师或来访者的（全然）存在。我们在病人面前变得恍惚、封闭，发现自己心不在焉。请注意，这跟找不到话说或不确定该如何继续下去的感觉是不一样的。对危险的感知使我们陷入隔离，关闭选择，禁锢存在。对病人来说，这种抗拒限制了他们对治疗师的存在和治疗性干预的开放能力。

有时，对一切保持开放会产生一种奇妙的状态。那个时刻，也许没有任何言语，你却依然可以敞开心扉，无论是面对别人或是自己。也正是如此，（全然）存在需要容纳不确定性和易损性。恰恰缘于这些特性，我们可以帮到那些因自身戒备、力求确定性而苦苦挣扎的人。

假如我跟玛利亚、她妈妈和教授们打交道时，受到危机感的禁锢，那我可能就会害怕教授们因我未采纳其建议所可能产生的反应，贸然采取脊椎穿刺。幸运的是，我没有向他们询问 CT 扫描的事，因此他们就没办法阻止我。我只是"知道"我必须做的是什么。对代表危险的"不"这一重要信号保持存在同样至关重要：我必须对进行脊椎穿刺产生的抗拒感保持（全然）存在。因此，关键是要保持觉察和灵活，允许自身的内在反应成为我们的援手而非陷阱。（全然）存在并不是说怎么样都行，也不是说我们就无法做出决定或采取行动。存在不同于被动。它意味着我们不是被自身或他人的错误和固有判断所遮蔽，而是对真相开放。（全然）存在是一种主动接纳状态。

作为治疗师，对我们内心世界中评估危险的神经纳受信号进行监测是很重要的。一旦我们侦测到身体出现诸如紧张、收缩，或是愤怒、恐惧、无助感的战－逃－倒反应，我们就得进行必要的内在工作把自己带出这种困境，以便回到（全然）存在状态。通过这种方式，我们可以感受内心的峰值和或然性高地，并在合适之时，有意识地把自己带回开放的可能性水平面。

正知的技能

随着各章节展开，我们也会深入探索实践练习，开发追踪幸福三境中能量和信息之流的觉知能力。这种三觉知（对幸福三境的觉知）就是正知所赋予的，我们感受到心智、大脑和关系相互间的关联实质。这些是本章将要探讨的正知技能，它们有助于我们的（全然）存在能力。

一群跨学科研究的科学家团队经过近 20 年的努力，终于获得了极具价值的回报，那便是在心智核心层面确立了一个操作定义，可以有助于减轻人们的痛苦。绝大部分心理健康从业者并没有依据任何有关心智的定义。我发现全世界有超过 85000 位各种取向的治疗师，却只有 5% 以下的人上过哪怕一节关于心智之定义的课程。很神奇，你不觉得吗？同样令人惊讶的是，甚至许多心理学家和哲学家都认为给心智下定义是不可能的，也不应该这么做——他们也没有关于心智的定义。而现在，我们要探索心智层面的定义，这对临床机构里的人们已经有极大帮助——但是要很清楚地知道，对心智下定义不受赞许，在科学或哲学领域中也并非常见或必要之举。

某种程度上，心智可以被定义为一种调控能量和信息之流的具体的关系性进程。心智的重要特征之一即是一种调控过程。因此，心智至少包括两个基本层面：监测和调整。开车时，我们需要监测目的地，然后调整方向和速度。正知让我们能够更清楚、更深入地观察能量和信息之流，随后将之引向理想之境——经常是朝向一个整合状态。对此，全书都会探讨。

为了更深入、更有力地监测能量和信息之流，我们在本书中会探讨特殊的正知技能训练。这些环节就犹如心灵健身房；又好比从想法、概念框架跳脱出来的休息时间；或是从脑科学中透个气。深入体验训练，目的是增进心智的强度和敏捷度。我们认为心智从操作层面而言是一种调控过程。因此，在训练心灵的过程中，我们就能建立这两种调控元素：巩固监测技能，并培养调整技能。这两种元素构成了接下来每章中技能训练环节的内容。

那么，就让我们从这些监测练习入手。留意你听到这些词的时候有什么样的感觉：

不。

不。

不。

不。

不。

不。

现在感觉一下当你看到或听到这些字是什么感受：

是。

是。

是。

是。

是。

是。

你注意到了什么？

有些人会对"不"感到紧张、收缩、封闭，有时甚至会因为我说了这个词而恼火。

对于"是"，你有什么感觉？有些人觉得这相当令人振奋、鼓舞人心、自由、开放，会带来抚慰和放松。反应不存在对或错，无论你有什么感觉，那都是你真实的主观体验。

对我们中的多数人而言，这些体验可能是："不"让我们进入一种抗拒状态——可能伴随着战、逃、倒的元素；"是"也许会让我们产生一种接纳状态。这两种基本的内在体验：抗拒或接纳，是我们可以日益熟悉的重要元素。

我们抗拒时，存在就消失了；我们接纳时，存在就产生了。

这只是一个监测用的小练习，由此开始我们向内观照的注意聚焦技能。跟病人进行这个练习，可以让他们直接体验接纳和抗拒之间的差别。我发现这个"不—是"练习对伴侣们是极有价值的。我会教导他们感受这些抗拒状态的技巧，然后休息一下，再帮助他们回到接纳状态。在抗拒状态下没有办法产生任何有效的沟通。

接下来是调整练习：试着找一个安静的地方，至少有 5 分钟时间不受任何人或科技产品干扰。到了那儿，我请你试着做广为流行的专注呼吸训练（有些人可能已经很熟悉）。这个普适性的基础训练是这样进行的：

假如你坐在座位上，则双脚放于地面，双腿自然平放；假如在地板上，你可以盘腿而坐或平躺着。（不要睡着，至少目前不要。这个练习需要你监测自己的警觉状态，我们稍后会对此进行更深入的探讨。）现在，双眼注视着房间中央。现在，注视远处的墙（如果你平躺在地上，就注视着天花板）。把专注焦点带回房间中央，然后保持在平时看书的距离上。注意你是怎样让注意力随着自己的决定移动的。

现在如果觉得舒服，你可以闭上眼睛，让你的注意力专注在呼吸上。（假如没有人在一旁帮你读诵这部分内容，那你需要先完整地看完这段介绍）。你也许会注意到鼻孔中进出气流的轻柔感。花一些时间感受那里的呼吸，吸气、呼气。现在，注意你的注意力如何往下移到胸部的位置，感受由于空气在你肺部进出带动胸部的起伏运动。顺着呼吸之流，专注于每次呼吸带动的胸部起伏感。

现在注意你如何让注意力往下移动到腹腔的位置，感觉腹部的起伏运动。（如果你发现一开始很难感觉到腹部的运动，那么，也许把手放在腹部上会有所帮助。）空气进入你的肺时，横膈膜向下拉，往外推动你的腹部；空气从肺部出去时，你的腹部就往里缩。感受呼吸的进出，顺着呼吸气流，专注于你腹部起伏的感觉。（腹式呼吸比胸腔呼吸更令人放松，这种腹部专注训练会有益于培养更为舒缓的呼吸。）

在最初的练习中，当你发现让注意专注在某个地方呼吸最稳定时，让意识保持在那个呼吸的感受上——腹部、胸部、鼻孔，也可能是全身呼吸的感受。就让你的注意力融入呼吸的感受，吸气、呼气。

经过了几分钟的练习后，你现在感觉如何？对有些人来说，感受呼吸很难。对其他人来说，感受呼吸是种深度放松。如果目前呼吸练习对你不起作用，你可能要先从其他的关注焦点开始。例如，慢慢地在一小段距离来回踱步，关注你的脚底；或是找到其他类似瑜珈、太极或归心祈祷等初步训练方式。另外有些人喜欢关注某个宁静之地——记忆或想象中类似海滩、公园的意象。对某些人而言，呼吸似乎无法使其放松，那么换成其他的注意对象也无妨。我们每个人都各不相同，找到那个可以把你带到开放、接纳之地的特定基础点很重要。

无论专注的焦点是什么，所有这些正念觉察训练都希望致力于意识的两个基本维度：意识觉察（awareness of awareness）和意向关注（attention to intention）。这种正念练习会激活自我和社会参与系统的接纳状态，带来一种深度的清明感。大多数人发觉呼吸会带来放松，因此我们将以此为基础，但是假如你更喜欢另一种方式，那么可用它来代替我们先前的呼吸觉察练习。

研究发现，正念觉察训练可以让我们迎接而非回避挑战。跟这个主观性结果相关的，是"左移"这一物理上的改变——在正念禅修训练后，左额叶皮质区的脑电活动增加了（参见 Urry et al.，2004）。这种左移被认为是种转变反应，左脑趋向迎接状态；相反地，右额叶激活则更大程度上与对新事物和挑战的退缩相关。单从这点理由考虑，就可以认为正统的正念训练能提升心理韧性，这种能力会使人们迎接而非躲避难题。正念觉察训练通过这些方式创造了接纳和迎接状态，因此，它可以成为所有治疗师的基础心智训练。

在专注于呼吸（或者身体部位、意象、蜡烛、石头等目标对象）之后，接下来是这个训练的调整层面。当你的注意焦点分散了；当你发现失去了对呼吸感受的觉察，愉快而温和地把注意带回到呼吸（或身体部位、意象）上。分心本身就是心智的行为。如我们所见，假如你认为正念训练和锻炼肌肉是相似的，那么收缩和放松对肌肉的成长都是必需的。收缩就是专注，而放松则是注意解除时的分心状态。我们有意识地激活，无意识地解除——不知不觉、无法避免、周而复始——然后，重新激活注意导向，再次聚焦于我们选择的专注对象上。看看你是不是能放下挫败感，纯粹把它看成意识领域中升起的一种感觉，让它自由飘散。接着，让注意力重新回到你的呼吸上。重新收回注意力；放下不耐烦和生气的感觉；带着意愿去关注呼吸；善待自己；对自己的意识保持觉察，这些都是强化心智的监测和调整层面的内容。

假如你能找到一种正念练习，每天进行——哪怕一天只有 5 ~ 10 分钟，最好能增加到每天 20 分钟，那么，我希望你会跟许多人一样，发现你可以培养出全新的能力来监测和改变自己的内在世界。无论你专注于何物——正念禅修中的呼吸、瑜珈中的姿势、太极中的动作、气功中对能量流的感受、归心祈祷中的词语、行禅中的双脚、身体扫描中的身体部位、单点意象中的宁静场景图像、理念都是相似的：在你分心之时，愉快而温和地回到对目标物的专注觉察中。

一百多年前，现代心理学之父威廉·詹姆斯（1890—1981）说过，让游离的注意力一次次重新回到目标对象上的练习将会是"杰出的教育"（education par excellence）。他也说过，问题在于我们不知道如何实现。事实上，我们已经做到了。正念修习就好比保持你大脑健康的锻炼项目。我们通过体育锻炼使身体保持健康。正念修习则是日常大脑保健训练，更多的研究建议我们以此维持大脑健康和心智韧性。这是我们保持自身健康的方式：在正念修习中对我们自身联结的能力进行有规律的锻炼。

我曾在其他出版物上提出：整合是健康的核心（Sigel, 1995, 1999, 2001），此外，也强调了九个可以进行培养的特殊整合领域（Siegel, 2006, 2007a, 2010）。从诸多层面来看，整合构成了人际神经生物学的研究基础（同样参见 Cozolino, 2002, 2010；Badenoch, 2008）。我在本书中会引用这些不同的整合领域，因为它们适用于我们更大的 PARTs 治疗框架（PARTr 12）。

首个整合领域是意识整合，而正念正是其中的一个层面。作为治疗师，我们通过正念修习训练获得了立意塑造的正念觉察状态。我们对一切保持开放，注意来来去去的感觉和念头，而同时又保持心智之眼对觉醒和意识状态的观察。通过对目标状态的反复塑造，大脑很快就会做出反应，强化该时刻激活的神经连接，借此我们可以把正念发展成一种特质。关于我们是如何通过心智专注来激发神经活动和大脑特定通路的生长的，这里有个很好的例子。我会再次引出激发神经活动和生长（stimulate neuronal activation and growth，简称 SNAG）

这个术语，因为它可以非常有效地概括我们在治疗中所做之事。

这些特质涉及 9 种中部前额叶功能，这组功能包括：对身体的调控、与他人联结、维持情感平衡、平息恐惧、三思而后行、保持洞见与共情、思想和行动中的德行、更多的直觉通路。换句话说，正念修习会让我们变得更客观；变得更加平静；更好地如实觉察当下；获得用语言标识和表述内在世界的能力；甚至会锻造出更好的自我觉察能力。这五种特征是 Ruth Baer 及其同事在正念者评估研究中(2006) 所描述的独立正念特质维度。后续研究会让我们知道正念修习究竟是否能系统地培养出所描述的这些特质。

整合在（全然）存在中的作用

将所有这些训练和概念综合来看，存在的实质也许就是指有能力创造出整合状态，并使之成为我们生活中的特质。我们已经说过，整合就是对不同部分的联接。假如一个系统是整合的，它就是最灵活（flexible）、最具适应性（adaptive）、最协调（coherent）、最充满活力（energized）并且稳定（stable）的。（好的，这就是我们的第二个字头语：FACES。我只是觉得这些非常有用，我们会尽量少用的。）这种能量和信息之流连接了各种独立元素，主观上会产生和谐的体验。正如一个唱诗班在唱颂"奇异恩典"的时候，每个人都保留各自独特的嗓音，与此同时，各音程又融合在一起，整首歌方能流淌而出。和谐感是客观整合状态的主观体现。

整合让我们具备了开放的可能性；我们可以自由地进出倾向性、或然性和激活状态，并再次回到无尽开放的可能性中。在接纳状态的和谐流动中，我们感受到跟他人以及自己的联系。整合处于（全然）存在的中心。

整合是贯穿全书的核心主题，并使这一取向得以系统化。我们将看到自己怎样学会更深入地监测整合，并对整合之流的"两岸"进行检查；倘若深陷其中，我们就变得混乱、僵化，或两者兼有；此外，我们也将学习从无整合状态迈向整合状态的方法。这种训练对治疗师本人很有助益，并且在帮助病人进行整合时也是至关重要的。我们感受物质层面中尚未分化或尚未连接的状态，继而通过注意专注来激活这些未完成维度，使之得以实现；我们可以发展特定领域以便产生分化并促进联结。这个整合过程会发生在我们本人和来访者身上。当我们从混乱、僵化的倾向开始转变，将自己和病人的生活引向和谐时，物质层面也会发生相应的改变。换句话说，在推动整合的过程中，我们可以从抗拒状态转向接纳状态。

我们为正念所做的努力总会涉及我们自身与来访者两方面的整合。在他人迈向整合的成长过程中，我们通过诸多深层途径为其提供支持，这属于正念存在的间接效用，而其直接效用则是向病人传授正知技能训练。在此，我们将视你为个体，首先对你进行探索。这种对正知的直接传授——提供正念训练、有关大脑功能的课程和关系探索——会使来访者获得感受和塑造幸福三境中能量和信息之流的能力。当这股能量和信息之流得到了很好的监测时，我们便能识别出混乱和僵化模式，继而鉴别出需要治疗的特定领域。那是来访者的成长发展区，治疗所做的就是找到该领域中未分化或未联结的层面，推进这些基础元素加快整合进程。这种直截了当的方式可以教导来访者改变能量和信息之流，并最终迈向整合。

在下一章中，我们将会看到：在（全然）存在的基础上，我们准备让分化的自我与另一个实体相连。如此一来，我们就能与别人产生联结，这是互动维度的（全然）存在。

第二章

联　结
联　结

存在是对显现的可能性保持开放；联结则是我们把自己的注意力聚焦在他人身上，并将其精髓带入自身内心世界的方式。我们可以和自然联结，关注初春波光粼粼的池塘边上，微风如何轻抚树梢；荒芜的山坡上布满冰川侵袭过的石块，在时间的神力与大地的魔力下融化，我们也可以与之联结。融入自然，与它的重要支持相呼应，这对我们的健康极为重要。在本书中，我们会注重人与人之间的联结层面。我们关注怎样使自己与他人的内心世界相融合，并让其影响我们在那个当下的存在。人际联结在物质层面涉及感知他人所发出的信号，这些信号会透露出对方的内心世界。我们不仅要关注他们的语言，还要关注其非言语能量和信息流的流动模式。人的右脑是接受并发出这些信号的主要器官，在这些信号中，早已被人们所熟知的包括：眼神交流、面部表情，还有语调、身体姿势、手势以及反应时间和强度等元素。在主观层面上，联结会带来真切的连接感：我们在那一刻可以深深地注视对方；可以完全接纳对方的本质。一旦其他人感受到我们的联结，他们就会体验到我们对其体验感同身受。

联结听上去很简单。然而，我们经常被自身对事物应该是什么样的固有观念所束缚，无法对当下的真实保持开放。换句话说，先入为主的观念限制了我们真正接纳他人的程度。我们将会看到，大脑是台预设机器，会根据从原有经验中产生的自发期望来改造当前的感知。虽然说，确实不存在完美无瑕的感知，然而联结要求我们的感知阵列尽可能地对输入的感觉保持开放，而不是被相似经验和早期习得的限定性期望所左右。这种自上而下牢笼般的思维方式束缚了我们对自下而上获得的信息的体验。要真正地对另一个人发出的信号保持开放，我们就必须跨越自身记忆的牢笼，迈向开放的存在状态。我们必须完全接纳，方能自由联结。

你也许想要知道联结和存在之间存在什么差异？我们把存在定义为一种开放状态。联结确实需要存在，然而，它本身是一个集中注意力并清晰感知的过程。我们借助存在（一种我们独处时仍可以拥有的状态），将其带入社会范畴，接纳另一个人的内在状态，以此达到人际间的联结。如我们所见，与自然的联结对我们同样重要且生死攸关，融入自然环境使我们得以维持在这个星球上的生存，这是一种"生态联结"。我们甚至会探索这样一种观点：自我开放的反馈练习会带来内部的联结，因为观察自我会使我们带着接纳和赞同来迎接经验自我。

现在，就让我们先透过大脑的镜头来看看人际联结的物质层面。

大脑基础

我们已经演化出大量神经通路，用于接收另一个人的内心状态。对婴儿与父母的互动研究表明：从出生开始，世界就充满了照顾者，他们会接收婴儿内心状态的外在表达。研究发现，这些联结是儿童与父母安全依恋的发展基础。个人经验和科学观察均证实了人际联结对我们的幸福感以及心理韧性发展的重要性。与联结相关的神经活动究竟是怎样发生的仍有待商榷，然而，20世纪末，有关镜像神经元（mirror neuron）的发现为我们提供了新视角，让我们找到了一条可能的途径，可以针对与联结共同出现的能量和信息之流进行研究。请记住，镜像神经元只是一种可能的观点——仍待进一步确认。不过，它提供了一个入手点，我们由此开始探索联结与这些有趣的研究发现之间的潜在关联。

假如我们感知到某个行为是带有目的性的——其行为运动具有可预测的顺序——那么，皮质中特定的神经元就会做出反应，于是我们准备以类似的方式采取行动。这些镜像神经元之所以会有这样的名字，是因为它们就像一座连接感觉输入和动作输出的桥梁，让我们可以对所看到的他人的行为做出反应。对外在世界的感知通常潜藏在皮质层背部（背侧的枕叶、颞叶、顶叶），但是动作和动作准备区却位于皮质层的额叶区域。这种解剖学意义上的分离意味着这两个区域之间有单一神经连接，所以当我们看到某个特定动作——比如有人从杯里喝水，这组镜像神经元就会被激活，继而发出被称做动作电位的电流。这是个有趣的研究发现：看到别人在喝水，我们也会被激活。我们看到一个行为，就准备去效仿。

我们的大脑似乎天生就会扫描世界中带有意图的行为——可跟踪的有特定顺序的动作和可预测的行为结果，于是在我们身上就会出现跟进动作。当我们看到别人在大热天里灌下一大杯冰饮，我们就准备要喝水。大脑是台预设机器，自然而然地，模式侦测会激活神经表征，使我们看到一个动作后就做好下一刻的准备（参见 Freyd，1987）。从很多方面来说，镜像神经元就像是这个模式探测机中用以连接感知和行为的特定部件。虽然这个发现很重要，但它并非完全超乎想象：大脑进行预测；大脑也进行整合。镜像神经元会参与这两个过程，它们会记录蕴含在动作行为下的感觉，并将分化的感知（模式侦测）和动作（行为模仿）区域连接起来。

有些研究人员，例如 Marco Iacoboni（2008）认为，镜像神经元对我们与他人内在状态的联结也至关重要。这毫无疑问是个令人兴奋的推测，然而要确认镜像神经元对我们社会生活的重要性还需要进行更多研究。这种假设说明：除了行为模仿以外，这些皮质镜像神经元还可以用以侦测继而临摹另一个人的内心状态。

镜像神经元与颞上回神经元相互作用，创建了动作的内隐感（sensory implications of motor actions）——我称之为 SIMA。它让我们得知在预设行为序列模式下，接下来会发生什么。别人的这些动作是受特定意向驱动的。我们可以通过镜像神经元－颞叶皮层聚合体直接把信号发送至前运动区，继而到达位于前额叶的运动区，对观察到的他人行为进行模仿。镜像神经元－颞上回区域这个至关重要的 SIMA 功能同时也连接了位于前额叶中部的神经元兴奋模式，该区域被称为前脑岛(anterior insula)。信息以特定神经兴奋模式的形式从镜像神经元出发，经由脑岛向下传递至包括边缘系统在内的皮质下区域，并最终向下到达脑干和身体相应部位，这些部位会做出反应和反射；或者当我们与别人的内在状态产生联结时，会产生共鸣。但这个反射过程从不是照原版"翻录"下来的，它甚至被我们戏称为"海绵系统",因为我们会把从别人身上所见到的行为吸收进来,使之成为我们本身所独有的。这就是内部模拟(internal simulation)的形式。

我们会在下一章探讨由联结带来的共鸣连接过程,因此,现在就让我们专注于内在感知元素:接受他人。在联结下,我们关注他人发出的信号,把来自他们内心状态的能量和信息之流深刻地嵌入我们自身的神经系统中。关键在于我们的感知并不局限于针对物质世界的五种感觉,以及相应执行于后皮质区的看、听、尝和触碰功能。相反地,接收别人内心世界的信息是一个把信息往下推动的过程,它发生在我们的皮质下,在初始意识下,而且其结果也是内嵌在皮质下的。我们吸收了对他人内心世界的感受,从而改变自己的内心状态。无论这个海绵通路是如何工作的,也不管是不是通过镜像神经元,很明显地,我们都会快速地从皮层感知转向皮质下反应。

当我们的身体模拟其他人的内在状态时,皮质下的神经兴奋模式就会发生改变。身体对应部位——肌肉和脏器,比如心、肺、内脏——与脑干、边缘系统相互作用,于是产生了我们当下的存在状态。从身体、脑干、边缘系统这些皮质下区域发出的信号是我们"认识"他人内心世界的通道。假如海绵(镜像)神经元是接收器,那么,皮质下区域就是放大器。这些皮质下转变正是我们与其他人的联结时所产生的内在变化。

值得注意的是,联结不一定都带有目的性。有些时候,我们接收到其他人的信号之后,会自发地吸收其内在状态并改变自身状态。当然,我们也会通过刻意关注别人的非言语信号来"认清它们来自何方"。如果我们无法对自身内在的皮质下沟通保持开放,哪怕倾尽全力、全神贯注地与他人联结,我们也将错失对其结果的觉察。假如我们专注地接收了外在世界的非言语信息,却不能对自身内在状态保持开放,那么我们也无法对对方感同身受。

联结的第一阶段是关注其他人发出的信号。其基本假设如下:镜像神经元发出一组神经元兴奋模式,经由脑岛向下传递,引起皮质下边缘系统、脑干及身体部位的变化。这是第一阶段,称为模拟(simulation)。接下来,这些皮质下状态的转变会向上传递,最终以相反方向再次经过脑岛到达前额皮质中间部位。这是第二阶段,称为内感过程(interoception),它是我们内部感知的方式。从身体开始，通过心肺周边神经系统的内部信息、肌肉紧张状态、面部表情及疼痛感，沿着脊髓往上传递，穿过板层 I（Lamina I）。板层 I 的能量和信息之流向上移动，向脑干和边缘系统的下丘脑（有人可能会称之为间脑分区）传送信号。从这个角度来说，身体数据通过脑干机制影响了我们的抗拒或接纳状态；同时，又通过下丘脑改变了我们的荷尔蒙环境。然而，灵长类的脑岛会把接收到的身体信息传递到更上方，它们不是在前额叶区域，而是在后侧岛叶皮质层记录身体状态。对一些研究者来说，这种描绘身体地图的后部神经兴奋代表了一种主要的皮层表征，它可能涉及顶叶——该区域对自我意识和身份认同感（后续会深入探讨这些回路，参见 Craig，2009）有着重要作用。这种基本神经元兴奋模式使我们可以对身体状态产生皮质感觉——描绘身体的主要状况——然而，它跟意识无关。只有人类才会把后侧岛叶的神经兴奋传递到前脑岛。当人们觉察自己的内在状态时，前脑岛就一定会被激活。这就是第六感产生的重要过程，称为内感运动。基于这种朝向前脑岛的二级传导，有些研究者认为：我们拥有第二表征——后侧表征，其独特之处在于它会把我们和身体状态的神经地图拉开一定的"距离"。这种身体元表征（metarepresentation）让我们可以对身体功能进行更有序的监督，这会涉及意识过程。

　　前脑岛皮层也是少数拥有特殊细胞的区域。例如，昏睡性脑炎（von Economo）或纺锤形细胞，它们被公认为烦人的急速电传导神经元。这些纺锤形细胞连接了前脑岛（有些学者正式将其纳为前额叶腹外侧皮层部分，亦即我们中部前额叶的基础成分）和较远的前扣带皮层（它更靠近中心点，也是我们通常所说的中部前额叶皮层的组成部分——参见 Siegel，2007a）。前脑岛和前扣带之间的快速沟通发挥了重要作用，将身体状态（元脑岛描绘）传递至注意分配、社会关联和情绪调节等重要机能（通过前扣带在这些自组织过程中的作用）。更简单地说，对身体状态的意识，影响了我们对自身生活的规划。认识身体可以让心智变得强大。

　　这个讨论很重要，因为我们跟其他人联结时，我们专注于对方发出的信号，通过皮质下一股向下的流动改变自身的内在状态。然后，这些皮质下变化会向上传递到脑后，尤其是大脑右侧，在那里产生了皮层身体地图。接下来，前脑岛（也在右侧）接收了这些主要数据，产生第二表征——对身体地图的描绘。这种"元描绘"能力似乎与自我意识有关，让我们可以与身体的直接感受拉开一些距离。该研究得出的结论是把纺锤体细胞密度和自我意识体验结合起来。板层 I 数据最终储存在前脑岛和前扣带——纺锤体细胞也是这两个区域所特有的。假如生理和社会空间中更多的身体感觉被纳入自我意识，也许前脑岛和前扣带活动就会产生自我认同感。研究者对自我意识失调者（例如饮食失调者）进行研究，探索这些区域在改善失调的过程中可能起到的作用。与此相关的发现是：拥有纺锤体细胞的动物，其自我意识与这些特殊细胞的密度成正比。就这个层面而言，成人、少年、猿乃至鲸鱼和大象，统统都拥有自我意识和纺锤体细胞。

与他人联结时，我们必须接收自身内在变化的信息。然而，假如我们认为这样就够了，那就存在风险，你有可能会将自己和你的联结对象混淆起来。虽然对"认识我，认识你"这个问题下定论还为时过早，然而，有些科学家认为：各个区域具有不同的参与程度。正如 Marco Iacoboni（2008）的提示：专项监督或"高级镜像神经元"，加上不同程度的身体输入——这有助于让我弄清楚究竟我是因为看到你哭泣而感到难过，还是其实这种感受来自我本身。我们与他人联结的过程可能会依照类似 Iacoboni 提到的次序进行：我们接收了其他人的信号；改变自身皮质下状态；经由后侧岛叶把这些转变带回到前脑岛；在前额叶内侧和前扣带区域对这些地图进行检查。接着，进入第三阶段：前额叶介导，这时候我们会把这些变化归因于我们从其他人身上看到的情景。当然，这种复杂通路会因僵化的或然性效价高地而受到阻滞，从而扭曲了对感受的精确阐释。

正如在上一章所看到的，假如在对话过程中我举起手，而你一直都生活在学校里，你就会认为这个手势意味着我要提问；倘若你来自纽约，你可能会以为我想拦出租车。但是，如果你小时候曾遭受过虐待，你也许会认为我想攻击你。你会把内在恐惧感的产生归咎于我意图伤害你。在这里我们会看到，创伤引发了效价高地，你的感知把我的行动误解成"可能会伤害我"，并迅速进入一个特定峰值，即"他想要打我"。镜像神经元从经验中学习，以便在过往经验基础上以特定方式来解读原始数据的预计后果。我们可以说，在未解决的创伤事件的影响下，动作的内隐感觉会被曲解成对危险或攻击的警示。我们的过往经验会导致高地模式的产生，使我们过滤掉当下的感觉输入，歪曲了我们的知觉。那一刻，你就离接纳相去甚远了，哪怕我只是想要跟朋友打个招呼而已。

在亚柯博尼模型中，初始感知、皮质下改变、内感受和归因都是联结的基础步骤。这是大脑研究视角下现实的物理层面。要精确地联结并获得清晰结果，我们必须要放下期待，停留在内在皮质下变化所充斥的不确定性中。想要真正地接纳他人的内在状态，我们就必须放下对自身的控制，并鉴别出抗拒状态何时会遮蔽我们的视线，迫使我们无法与别人相联结。对自身内在世界的感知有赖于我们与自己的联结；同时，也有赖于我们持有正念，了解高地和峰值如何妨碍我们向他人的真实体验敞开心扉。

真正的联结是有风险的。有些事情"更简单"，打个比方，给病人做身体检查，然后可以在表格里剔除栏目，对特定临床疾病进行简单的排查。不是、不是、不是；是、不是。好了，检查结束。联结与这种使用问卷强行"开路"的方式截然不同。我们要对病人保持开放，无法确定这个人主观领域里发生了什么事。我们必须愿意展开发现之旅，去寻找真相；愿意在这个过程中与自己联结；愿意放下我们必须知道一切或控制一切的感觉。这种开放方式会带着我们朝向预料之外的方向前进；我们需要花费比想象中更多的时间才能到达目的地；所深入的领域会让我们觉得不舒服、失控、无能。从这个角度来看，初涉这个工作领域的人很可能会打算另谋高就，或是换一个专业，起码在感知极为重要的现实主观层面时，无须面临如此之多的不确定性。然而，请稍安勿躁——其实是存在这么一门融合了艺术以及技能的学问的，它们会让你获得与自身和他人之间的联结。我会邀请你一同思考，而这会让整个旅程很有价值。在有关自我觉醒、个体和人际联结的教学中，潜藏着一座内在学习的金矿。

临床上，存在的关键是保持开放；而联结的关键则是愿意说"我不知道"和"请告诉我更多"。你想予以帮助的意愿（积极关注的神经元姿态，其中可能包括社会参与系统以及去联结与援助的渴望）与乐于支持他人的善良与悲悯交织在一起。这些都是我们与他人发生联结时，需要具备的内在状态。

正知技能

　　内感运动是指感知自己身体的技能。当我们通过皮质意识专注于关注焦点时，肌肉感觉、脏器发送的信号以及我们的内在整体感受统统都会起作用。内感运动是心智监测机能的重要层面，它打开了我们与他人进行联结的大门。现在，我想请你跟着我，只需花 5 ~ 10 分钟的时间，让你的身体感受——第六感——进入意识。要想达到这个状态，最好找一个安静的地方，你可以平躺在地板、沙发或床上。你可以选择身体扫描的录音带，解说者就能一次一个部位，轻柔地带着你经过身体每个地方。假如你的注意力游走，那么就温柔地、亲切地回到当下那刻所关注的身体部位，把注意力集中在那上面。然而，看书时要体验这种扫描是很难的。因为你会浏览这些字词，而不是对非语言世界的感觉保持觉察。因此，与身体扫描的录音内容相比，我们在这里只会简略提及一些概要。

　　在一块平地上，让身体进入自然的状态。一开始，也许你只意识到房间里的声音。现在，留意你背部、手臂，以及双腿靠在地板或沙发上的感觉。感受脚跟和脚弓连接的感觉，延伸至每只脚的脚掌和脚趾。现在，试试看你是否可以让你双脚的感觉，从脚跟到脚趾，进入你的意识中。

　　随着你的意识往上移，你也许会感觉到踝关节连接你的脚和小腿。那么感受一下小腿背面的感觉，然后是小腿骨前面。让你的意识移到膝盖上，感受后侧腘窝开敞的空间……现在是前面的膝盖骨。也许当意识集中在背面时你会发现，这个神奇的关节连接着你的小腿和大腿……现在来到大腿的前侧。继续往上，你的注意力来到髋关节，它连接着你的双腿和盆骨。当你的意识向后移，你也许会留意到臀部靠着地面或沙发的感觉……注意，现在，你的意识移到腹股沟和生殖器官区域。

　　随着你的意识继续往上移，你也许感受到了腹部的呼吸运动。让你的注意力向内移动，进入你的内脏，当你专注在内脏上时，留心是否有任何感觉或意象升起……现在，让你的注意力移到下背，倚靠在地面或沙发上。向上来到脊柱，感受可能出现在脊柱里的能量感，由上至下连接你的整个身体……注意你的肩胛骨，还有它们是怎样连接着双肩的。现在让觉察进入你的胸腔，在那儿你也许会感受到每次呼吸的律动。

让你的注意力向内移，看看你是否可以让肺也成为意识的焦点。感受呼吸，感受空气进出你的肺部，随着呼吸气流，进进出出。留意你怎样让心脏也进入意识。现在，让所有升起的感觉和意象统统进入你的意识……

接着，让你的注意力向上移动，来到颈部，你也许可以感受到空气在气管里的进出。现在让你的注意力移到外面，感受你的颈部靠在地板或沙发上，现在来到头顶。当意识进入额头，留意面部肌肉的感觉。你现在可以让你的意识进入你的眼睛、鼻子和颧骨。注意你是如何让嘴巴进入意识，接着向下来到下巴，然后是下颚周围和耳朵。

当你的整张脸完整地进入觉察之中，看看是否能让整个头部进入你的内在感受。我们现在要接收全身的感觉。从表层的肌肉到骨头，从头到脚。让这些感受进入你的意识。现在，让身体内部——你的心、肺、内脏等重要器官，再次进入你的意识。在我们即将结束这个感受练习之前，把你的整个身体，从内到外，纳入意识之中。现在，停留在升起的感受中，你的身体保持自然状态；呼吸保持其自然韵律；让大地支撑着你，感受如实觉察事物本然状态所带来的力量。

要想提高监测技能，就要有规律地进行类似这样的身体扫描练习，使脑岛输入和产生意识的皮质层之间的连接得到淬炼。Sara Lazer 及其同事(2005)甚至认为：在定期的正念禅修下，右前脑岛和其他中部前额叶区域会较厚；也就是说，它们不会像通常那样随着年龄的增长而缩小。这种维持也许归功于在那些不断被激活的区域中的神经连接在生长。神经科学中有这么一句话："一起被激发的神经元会串联成一气。"这就是我们激发神经活动和生长的方式——我们激活大脑的神经活动和生长，通过内感连接身体和皮质层，使大脑趋于垂直整合状态。我们越把注意力聚焦在意识主观体验的身体感受上，就越能激发脑岛活化和后续生长的生理连接。我们将会看到，内感和脑岛活化运动越多，我们就越有能力与他人联结，并对他们的经验产生共情。

让我再次强调最后这一点：注意专注会激活特定神经元兴奋模式。在这里，我们可以让主观层面的专注力驱动生理层面的神经元兴奋。我们可以致力于激活大脑的神经活动和生长，创造出一个更加整合的神经系统；我们可以主动培养对自己的悲悯联结，那么，我们就能开放自己，悲悯地与其他人联结。

接下来，我们要探讨第二种正知技能练习。我们从监测转为调整内部的能量和信息之流。请记住，你可以先通过这些练习促进自身的发展。掌握之后，每个练习都可以直接传授给来访者，让他们也学会正知技能。

也许你曾有过这种经验：由于无法通过人际沟通来调节自身的内在状态，造成无法处理好与别人的关系。下面这个正知练习就是针对这些时刻而设的。过去这些错失联结的经验，也许会给我们留下阴影，影响我们当前与人沟通的能力。

找一个时间，大概15分钟左右，独自一人带着笔和纸，或者电脑，但不要连接网络。写下你最害怕跟人相联的是什么。无论是最近，还是在较远的过去，在你的私人生活中曾经遇到的难以跟人沟通的挑战是什么样？也许你会发现，把这些时刻记下来会有所帮助。当时发生了什么事情？对方身上的什么信号最让你感到痛苦？那种难以接受的感觉是什么？

现在想想你生活中的某个时刻，有人非常难以跟你产生联结。那个时刻是什么样？是什么导致了这个局面？对你来说，结果又是什么样的？被忽视、否定、责骂、误解的感觉是什么样的？你是否注意到，什么原因有可能导致这个人无法与你的内在状态产生联结？

对有些人来说，希望建立联结却无法获得他人相应的感觉，会让这个人产生羞耻。通常，羞耻会带着一种自身有所缺陷的内在感受，随之而来的，是一股内在冲动，想要躲避与他人的眼神接触、胸口沉闷、反胃。羞耻也包含一些元素，类似之前"不是－是"练习中，"不是"所产生的感觉——退缩感带来的封闭。强烈的羞耻不会公开表露，它的痛楚及其与日常生活的关联会深藏于意识的雷达之外。作为临床工作者，认识到羞耻在我们自身生活所扮演的角色是至关重要的，它让我们了解自己什么时候容易变得抗拒，从而避免对别人的羞耻体验出现盲点。

身为临床工作者，我们与这些前来向我们寻求帮助的人有着深远的关系。在与病人的互动中，我们彼此都经常会有一种强烈的脆弱感。如同快乐、得意之时一样，消极、害怕的状态同样也意味着我们此时特别需要获得联结。在那个时刻，我们需要被倾听、被理解、被照顾。正是这些时刻，羞耻最有可能出现在我们的生命中。随着越来越强烈的联结需要，那些无法相连的瞬间会迅速地从不被理解跳到痛苦的退缩，继而转变为羞耻状态。虽然每个人都有可能对无法获得联结感到痛苦并且放大自己的反应，但风险最大的是那些早期经验充满羞耻感的人。

在这个正知练习中，我们首先可以回顾自己的过往，确认羞耻是在过去的哪个时刻成为真实的痛苦体验的。经过对这些时刻的回顾，现在你注意到你的感受是什么了吗？试试看随着关于过去这些时刻的视觉或听觉意象（画面或对话），是否可以唤起任何身体感受。现在看一下，这种羞耻感还可能驻留在身体的哪个位置：胸部的感觉、眼中充盈的泪水、抑或反胃的感觉？现在暂时将这些意象、感觉、情感，以及过去的记忆在一旁搁置片刻。有些人会在脑海中想象壁橱里一个上锁的文件柜，只有他们本人有钥匙。现在，把这些记忆文档放在抽屉里锁起来。

试试看你是否能在脑中想象一个平静的场景——公园、海洋、草原、森林、你老家的房间，任何可以带给你安全感亦或寂静之处。现在让这些宁静的意象在心智之眼中得到强化。你也许会发现，把意识专注在呼吸气流上会有帮助，这些意象会变得更清晰了。留意你的身体感受。如果这个想象过程进展顺利，你也许会感到舒适自在，拥有一种平静而清明的感觉。或许你会注意到自己的手臂放松了，呼吸通畅了，心跳缓慢而平稳。这里就是你的家园，一个深邃、踏实的宁静之地，它总是向你敞开。这是一个完全属于你的地方，不论表面如何波涛汹涌乃至狂风暴雨，然而在心灵的海底总会有一个平静深邃之地；这是一个力量之地，可以成为你强大的生命之源。

认识到你有能力建立起这种内在力量之源，你就可以每天进行呼吸感受或想象平静之地的练习。在今天的练习中，让我们回到你脑中记忆文件柜中锁着的文档上。唤醒某一个因为无法与人相连而感到羞耻的时刻，把那个意象带回来。看看与那个时刻关联的身体感受、情绪和其他相关元素是否能够回到你的意识前沿。现在这些记忆恢复了，看看你是否能发现那个经验中最痛苦的层面。这个部分在你的互动中具有什么样的意义？发生的事情有没有什么附带结果？留意有什么样的身体感受和情绪感觉出现。当它们越来越强烈时，看看你是否能"注入呼吸"。

这意味着你可以真正地专注在更有意识、更深的呼吸上，与当下升起的任何感受共存，而不是逃开这种不舒服的状态。如果这些情感和感觉过于强烈，以至你感到无法与它们同在，那么，你可以试试宁静之地的意象。

在这个练习中，即便恢复的记忆不是冲击性的，依然在心中引入平静之地。注意这种让呼吸进入的活化作用（专注于呼吸和安宁意象）是如何让你的记忆感受产生转变的。对有些人来说，这种改变包含开放以及离开抗拒退缩状态。关键在于：你可以感受自己的痛苦水平，然后达到更为平衡的状态。这就是学习监测并调整内在状态的精髓所在。

向来访者传授这些实践技能训练时，最好在探索过去的痛苦问题之前，先介绍宁静之地的意象。与意象相关的放松、安全感与身体感受一旦结合起来，会让一个人扎根于本然的宁静与清明中。这一宁静之地正是为上述的探索提供安全和力量的重要源泉。

耐受性窗口和神经整合

"耐受性窗口"（window of tolerance；Siegel，1999）模型是一个可以让我们深入治疗工作的概念。在图 2.1 中，你可以看到它实质上是一个激励纽带，我们在其中可以良好运作，但在窗口外侧，我们就变得功能不全了。如果我们到了窗口的一侧边缘，我们就可能变得混乱了；到了另一侧，就可能变得僵化了。你也许注意到了，这跟我们的整合河流很相似。到了河流两岸，就像超越窗口之外。河流是比喻跨时间的流动的，而窗口指的是某个时刻的既定状态。在某些状态或感觉下，这个窗口可能很宽大，而在其他情况下，这个窗口又易断裂。无论在什么情景下，一旦整合，我们在窗口中就是灵活、适应、运作良好的。如果我们超越了窗口的边界，来到混乱或僵化地带，我们就会失去整合，脱离平衡与和谐。

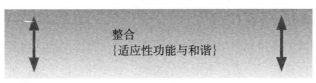

图 2.1　耐受性窗口：我们对特定情绪或情境的心理经验和神经元兴奋模式所呈现出的一个耐受性范围，我们在其中可以进行最佳运作。在这个范围中、在窗口里，我们运作良好；在窗口外，我们就超过耐受性激励水平，移向混乱或僵化，失去适应性与和谐机能。

　　在愤怒状态下，我的耐受性窗口可能会很狭小。举例来说，一旦我感到被轻视，我的血液就开始沸腾，我可能会立刻封闭起来，进入僵化状态；或者我可能会来到另一侧边缘，在混乱的狂怒中爆发。在这种情况下，我就失去了窗口中良好的和谐机能。也许我在悲伤状态下的运作会好一些，对自己或其他人身上的这类情绪也会有更好的忍受度。我们要认识自己的耐受性窗口，尤其要留意那些特别狭小的、会防碍我们（全然）存在和情绪联结能力的部分。这对联结以及成为一名正念的心理治疗师来说都是至关重要的。了解自己何时会接近窗口的边缘、脱离接纳性存在，会帮助我们及时追踪我们与别人失去联结的时刻。

　　假如一个来访者超越了耐受性窗口，你可以利用平静之地意象的内在源泉以及与之相关的身体安全感。这种重要的调整技能会赋予来访者回到整合状态的力量。我们和来访者共同面对的任务是感受朝向窗口边界的运动，在这个"安全而又不会过于安全"的治疗空间里进行工作，在此，变化成为可能。牢牢抓住窗口的中心不放，我们就无法容纳解体和重构，而这两者对于个体系统的转变来说却是必要的。我们应该感受这些边缘，与来访者一起进出这些无常变化的空间。然而，让每次的治疗都结束在窗口之中，这是令治疗既具耐受性又有力量的方式。

　　与主观上的封闭感觉相对应的生理层面是：我们进入刻板的神经元兴奋模式。我们远离了开放的可能性水平面，迈入物质层面的或然性高地或激活峰值，离接纳模式相去甚远。我们无法以开放和接纳的方式来接收数据，也无法从峰值或高地灵活地移动到水平面上；就主观层面而言，也许会出现收缩和抗拒的感觉，这意味着僵化和混乱的无整合状态。

假如我们试图要相互联结，那么，了解自己对特定问题的耐受性窗口就是至关重要的。也许你有一个患严重毒瘾的亲戚，曾让你觉得无助、失望，他甚至至今依然影响着你的生活。假如你不花时间解决由这一痛苦情境引发的持续性压力，那么当你听到来访者讲述他尝试了街头贩卖的违禁药物时，你的耐受性窗口可能会变得极其狭小。在临床工作的评估或治疗阶段，这种情景也许会使你的联结遭到挑战，尤其在涉及药物使用和滥用的问题时。你很可能无法对病人的内在状态保持开放，你会失去（全然）存在的状态，难以产生联结。你会感受到这种封闭，你的来访者当然也会有同样的感觉。

为了让自身状态具有更宽泛的多样性，我们应该尝试着拓宽自己的耐受性窗口，而认识自己则是第一步。我们必须学会监测自己内心世界的艺术，以便感受自己何时会僵硬地远离可能性水平面。缺乏对自身的这种精细觉察，我们可能会向来访者投射出蓄势待发的混乱或僵化感；我们也可能会做出不当之举，试图把他们移到安全之地，希望让他们保持在窗口之内；又或许，我们会直接导致他们觉得他们也同样无法忍受那一刻产生的任何感受或记忆。我们内在的痛苦状态正是通过这些形式影响了来访者的状态。

我们还必须深入实践，不仅只是感受这种跨越窗口的运动，还要有能力干预并调整自身状态，使之转向接纳。这是自我联结和大脑整合的训练，如此一来，我们在主观和生理层面就都迈向了开放的可能性水平面。通过这种方式，我们学会了保持接纳，同时，处于并维持在耐受性窗口之内。借此我们将获得与他人联结的力量，因此也就能与他们的内心状态产生共鸣。

第三章

共　鸣

共鸣

存在使我们可以对其他人和自己保持开放；联结是聚焦于另一个人（或我们自身）的举动，将人际联结中对方的内心状态（或者自我联结中的自我）带入意识；共鸣则是让两个独立实体成为一个功能整体。A 和 B 的共鸣意味着他们相互间的协调，因为互相把对方的内心状态带进自身，所以双方都产生了改变。一旦这种共鸣与积极关注共同出现，就能产生主观的和谐感，以及随之而来的深刻的关联感。举例来说，假如乐器的两根弦产生共鸣，它们会因对方的影响而改变。自然地，A 因为 B 发生变化；接着，B 因为 A 的改变产生了进一步变化。这就是共鸣的动力交互状态。可以说两者就变成相连的一体，整体大于每一个部分的总和。

从诸多层面来说，我们觉察到对方与我们心心相映、把我们放在心上，于是就能感受到被人"亲近"、"聆听"或"注视"。当我们与自己产生联结，无论意识到与否，我们自身的状态都会发生改变。观察者承载着观察对象，又被带进观察对象之内，由此两者就结合在了一起。这就是共鸣，始于真正的关怀和兴趣；通过对他人的真切关注，共鸣把这种积极互动扩展到了一个更完整的维度，另一个人因为我们的存在而改变。如此一来，我们就会觉得别人对我"感同身受"；同理，两个个体就会成为"我们"。

共鸣通过这种方式使我们跨越理解，进入互动。理解别人是非常重要的：在治疗关系中，乐于并且力图掌握别人的想法是相当重要的。当对方感知到我们这种由衷的好奇、开放和接受，一种专业的关怀就得以产生。在此，我们冒昧地称其为"疗愈之爱"。当然，这有些微妙，可能会让人混淆了"爱"的浪漫意义及其在心理治疗情境下的疗愈立场。但是，慈悲关爱的感受、由衷的意愿和参与以及相互间的影响（在治疗中这种影响是相互但非对等的），这些都是力量感的组成部分，也确实能唤起"爱"的私密体验。即便是非对等的，我仍然可以自在地说我的病人改变了我。我之所以成为我，是缘于他们。

当然，爱有很多形式：对性伴侣的爱；对生活伴侣的爱；对孩子的爱；对朋友的爱；对邻居的爱；人性之爱……每种形式似乎都具备了与爱（love）相匹配的好奇（curiosity）、开放（openness）、接受（acceptance）等基本元素。幸运的是，它们可以用字头词 COAL 来简便记忆。COAL 恰是正念状态的核心描述。当我们自身具备了 COAL 状态，就称得上能自我悲悯了，这显然是非自恋的自我之爱。为了解决将专业的关怀照料之情和私人之爱混为一谈的道德问题，我们会使用正念的术语"慈爱"（loving-kindness）一词来表述。核心问题是一致的：我们带着（全然）存在、联结和共鸣的 COAL 状态与来访者同在。

共鸣使两个部分成为一个系统，哪怕是暂时性的。在正念状态下独处时，我们的观察与体验发生共鸣；与别人联结时，我们保持开放，把两个个体连接为一个互动的整体，这是次伟大的历险。这种结合是两个个体亲密地沟通有关自我的真实本质，并且彼此真切地相互依存。虽然很难用语言描述，但是共鸣揭示了一个深刻的事实：我们都是一个更大整体中的组成部分，我们彼此需要。并且，从某种程度来说，正是我们自身及我们与他人之间的这些持续互动塑造了我们。

共鸣需要脆弱与谦卑。我们不知道这种互动会把我们带到何处，我们也无法控制其结果。共鸣让我们沉浸在未知当中，带领我们直接面对不确定性。对那些极力想要认识、确定和掌控的临床工作者来说，这些存在本质可能会令他们不舒服。很自然地，我们每个人都想要对这些重要的知识了如指掌，这样就能预测结果，也能帮助别人。这正是驱使多数人涉足治疗工作的原因。因此，我们在训练中很努力，力求确切掌握所获的技能、学到的事实、接受的取向、信奉的策略……然而，通过这些方式来控制结果和知识，恰恰与临床治疗的需求南辕北辙。具有讽刺意味的是，有时，我们能做的最有力的论断正是发自肺腑的说："我不知道"或"我不确定"。

临床训练结束时，我最喜爱的毕业礼物出自一位精神科督导医师之手。他送给我们每人一个纽扣，它至今仍挂在我的电脑屏幕前，上面写着："不要太有把握。"

也许在治疗中，我们是以一位向导或老师的角色出现的，有时候也是一个依恋对象——提供安全的港湾，让其他人觉得深受重视并获得安全感。其他时候，我们是心灵专家，也许也是大脑和人际关系专家，并精通有关健康与不适、治疗与疾病的知识。而我们的病人同样是其他领域的专家，拥有有关该领域的正确而深刻的知识。此外，我们的病人显然还是他们本人的专家，无人可以分享这种出色的基础技能。即便缺少自我觉察，你的这些来访者依然是他们能够成为的、最好的"自己"。

因此，当我们以个体出现，各自带着自己的专长，在这一旅程中相遇时，我们的工作不是成为一个全知者，而是一个对事物本然保持（全然）存在、联结和开放，从而与之共鸣的人。就我们互动瞬间的物质层面而言——在特定时间段里，于同一地点进行会谈——我们的神经系统兴奋模式由两组电化实体位相转变成共鸣组合。这意味着在那个时刻，我们的心跳速率一致；呼吸变得同步；非言语信号流相互平行；在某些案例中，还会同时出现脑电和心率改变。这些改变是实实在在的物理性的、可量化的合二为一状态。

从主观层面来看，我们可以注视对方，发现因我们的存在，对方内在世界有所改变的种种迹象，由此就能侦测到共鸣的存在。我们讲述一个悲伤的故事，于是看到对方眼眶打转的泪珠；我们描述自己所遭受的不公正或残酷待遇，于是看到对方愤怒的样子。让病人知道我们对他们感同身受，可以让他们感受到存在感。有时我们的来访者也许会因自身状态而过于绝望，这时，我们温柔地向他们敞开自己的内在世界是有帮助的，借此我们可以把内在的本然感觉表达出来。举个例子，假如由于回忆起一些近期的痛苦事件，我被深深地触动了，那么，我的内心可能会感受到这种体验的沉重，而相应的外在表现则是把手放在心上。很重要的是，不要通过这种方式假装存在或共鸣。你应当确保你的存在通过联结和真实的共鸣能够建立起沟通。这种沟通通常是非言语的。把内在感受表达出来便是我们相互联结的基础部分。

大脑基础

精子和卵子一经结合，这种合二为一的联合体便形成了人。这种自我的哲学和细胞学起源构成了社会性基础，并且在发展过程中得到了证实：细胞外层演变成身体的神经纤维。假如把双掌合在一起，指尖相对，这种手部姿势象征了大量细胞形成的过程：单一的受精卵逐渐分裂成 2、4、8、16、32、64、128 个细胞。这种分裂一直持续到我们发育得足够大，细胞从外到内都变成了我们身体构造中的一部分。现在让指尖向内移动，在移动的过程中，让双手的指关节贴合，最后指甲贴于掌心之内。这就是细胞外胚层收缩成神经管的过程。细胞外层是神经系统的发源地，这个观点的重要之处在于它揭示了神经元最初是在内外边界上形成的，因此依然保留了连接这两个领域的功能。

大脑共鸣是我们发展过程中的自然状态，它阐明了我们是如何彼此交互的：把"外在"的另一个人的内在状态带入自身的内心世界。我们在上一章中看到，镜像神经元及其相关区域的功能使我们可以接收到别人的信号，并将这些感知数据向下传递到感知皮层下的各个区域。皮质下转变包括边缘系统、脑干和身体相应部位的变化。随着肌肉和内分泌系统的参与，会出现心率、呼吸和肠道功能的变化，还会出现面部表情、音调的改变。这些皮质下转变作为"共鸣回路"的组成部分而出现（参见 Siegel，2007a），随后这些数据向上传递到脑岛。我们此前回顾过这股数据流最初怎样在后侧脑岛中沉淀下来，虽然我们"尚未意识到"，然而，确实存在身体的皮质表征，尤其在大脑右侧。之后，我们把数据传送到右前脑岛。前额叶皮层内侧的其他部分（前扣带和前额叶内侧区域）都在这里相连，使我们拥有内感意识。如前所述，这就是第二表征，它让我们获得了一些神经距离，不至于完全受身体状态影响。这种"保持距离"的身体元表征让我们拥有更灵活的调节能力：假如我们带着更多清明进行监测，开放地融入身体感觉，而不是被动地受其冲击，我们就会更有力量且能更敏锐地转变内心状态。

包括前脑岛和扣带回路在内的这些中部前额叶改变，很可能会影响前额叶内侧区域对内心状态的评估："我现在的感受是什么？这对我意味着什么？"这些自我觉察层面会提供自我状态归因。"此外，我的这些内在感受对你可能有什么样的象征？"前额区域记录了皮质下共鸣，并且通过对他人的感受力、对他人心理结构具备共情洞察等基本方式进入意识。换句话说，我们接收到身体、脑干和边缘系统输入的所有非概念数据，之后通过皮质评估得到关于我们自身及他人情感状态的概念性感受。共鸣使得我们可以体会别人的感受，而又无须成为他人。

这个共鸣过程的二元因素（彼此互动）也许不需要意识参与，然而却依赖于皮质下的生理耦合。如果我因为你所讲述的悲伤的童年故事而哭泣，在我觉察到自己的悲伤前，你也许就已经意识到我的眼泪了。共鸣的确出现了，然而我的皮质意识却并未参与到这种皮质下转变中。

因此，共鸣回路也许远在自我意识启动前就已经让我们产生联系了。涉及意识体验的这一步骤，似乎依赖位于中部前额区域的前额叶内侧面。这个区域就在前额下方的中间位置。如此一来，我们可以说，从镜像神经元到脑岛这一系列（传输），首先使联结的初始人际感知过程得以产生。接着，脑岛推动了皮质下数据，也正是在这儿产生了共鸣。前扣带回、脑岛（由后至前），以及前额叶皮质中部的其他区域，可能都接收了这些皮质下转变，最终使我们意识到，我们的感受及想象中的意象，都来源于另一个人的内在世界。关键在于共鸣连接产生于下意识，与体验的主客观层面都有关联。

让共鸣回路发挥其魔力就像是让道于本然。对大多数人来说，共鸣就这么发生了。假如我们有此意愿，并且发展出可以吸收他人内心状态的镜像神经元，共鸣就会产生。这就是神经生物学角度的"我们"。但是，假如我们的耐受性窗口很狭小；假如我们变成抗拒而非接纳，那么存在就会被阻断，联结就无法产生，共鸣就无法出现。对所有人来说，这种阻断也许发生在我们的控制范围之外，乃至意识之外。作为治疗师，了解阻断我们共鸣回路的触发点是极其重要的，这有助于我们保持工作所必需的存在、联结和共鸣。教会来访者检测自身的这些状态。它提供了一条途径，你可以帮他共同鉴别孤立和分离的来源。人际断裂模式通常缘于共鸣匮乏的习得性策略。培养出监测并最终改变这种阻断状态的能力，这对保持向他人开放是至关重要的。

通常，孤立感都是伴随着想要确保互动和沟通结果的欲望而升起的。假如我们检查左右半脑的差别，也许就能更深刻地理解认知驱动力和全然接纳意愿之间的张力。图 3.1 列出了左右半脑主导特征的简要大纲。理想情况下，我们可以找到方法来驾驭两者，培养整合状态，使两者可以作为一个功能整体而工作。请注意，左脑中占主导地位的有效策略是专注于现实世界中事件的逻辑和线性序列。左脑的"数字化处理"模式（寻求是与否、对与错、上与下的二分法）向我们提供了一条线索，让我们可以知道假如对确定性的渴求主宰了人们的生命并使之失去共鸣，那么人们会去哪里寻找藏身之处。在右脑中，存在更多用以消除易变性和不可预测性的连接策略，右脑似乎是受自述式记忆、身体综合图和皮质下区域输出的原始无意识情感主导的。

左脑加工模式	右脑加工模式
较迟发展	较早发展
线性	整体性
语言的	非言语的
逻辑的	视觉或空间意象
文字的	比喻
列表	减压
事实或语意记忆	自述式记忆
数字化：是或否；上或下	身体综合图

图 3.1   处理模式。左右脑模式也许对我们每个人而言都不尽相同。然而，大脑每一侧都会有一个主导的激活功能。通常，我们的神经功能涵盖了广泛散布于大脑两侧的激活，然而这些"模式"的主导作用应该是非对称性的。而且，无论它们具体分布在哪个位置，其功能性集群似乎也大不相同。因此，可以通过连接推动更具复杂性和适应性的整体功能。为了体现他们的聚合形态和广泛分布的神经活动实质，我们称其为模式。

正知技能

"我们"的体验通常从婴儿时期就会开始出现。然而，超过 1/3 的人曾有过不安全的依恋模式，因此无法产生连接的信赖体验。在信赖体验中，我们会受到作为个体应得的尊敬，值得成为充满活力的连接整体的一部分。作为治疗师或病人，了解自身的依恋史是个重要的入手点。我们由此能提供存在、联结和共鸣，这些是治疗关系的初始部分（PART）。出于这个理由，我们会在这一节列举依恋研究的相关内容，看看它们会通过何种方式提醒并转变你对童年史及其对共鸣能力之意义的理解。

事实上，研究表明，家长对自身早期成长史所赋予的意义将成为儿童依恋的最佳预测指标。甚至当养父母对自身成长史的意义能做出连贯叙述时，没有基因关系的孩子亦可与之发展出安全关系（参见 Dozier，Stovall，Albus & Bates，2001）。具有安全感的儿童能发展出平衡情绪和健康的社会关系的能力和智力潜能。比起那些无法对自己（可能是痛苦的）的过往赋予正确意义的家长，理解自身生命意义的父母所抚养的孩子会做得更好。

虽然这个领域的研究仍未成熟，但我们还是可以使用成人依恋访谈量表（Adult Arrachment Interview，AAI；参见 Main，2000）来探索治疗师如何对自己的童年史做出最佳理解并创造出连贯的叙述方式，以便具备所谓的成人安全心理状态，对自身生活中的依恋保持尊重。假如家长、治疗师在早期缺乏健康的安全依恋，那么他们可以通过对自身生命的理解来"获得"安全感，这真是个伟大的消息！大脑对整个生命进程中的变化保持开放：理解过往便能整合大脑。

在这个正知技能训练练习中，我们会探讨该重要研究工具的基本元素。（如果想要了解神经科学的概况和综述，请参考 Siegel，1999；如果想进一步了解人际神经生物学的实践应用，以便改善自身的叙述方式，请参考 Siegel & Hartzell，2003；如果想了解不同临床机构直接应用成人依恋访谈量表的的情况，请参考 Siegel，2010）

有两种记忆水平。第一种叫作内隐记忆，包括我们的行为学习、情绪反应、对外部世界的感知，很可能也包括了身体感受。我们也会通过经验，把每个鲜活瞬间的综合因素概括成事件图式或心理模式。更进一步，作为内隐记忆的组成部分，我们自身会出现行动或感受的准备状态，称为启动。

很多研究者相信到一岁零六个月的时候，海马体的齿状回就成熟了，于是就可以开始发展第二层的外显记忆。事实记忆和自述式记忆——对事件自我的记忆，是构成外显记忆的基本组成因素。外显记忆需要意识专注和海马体参与编码。外显记忆会更灵活，可以将一组自传式拼图拼接起来，同时为我们理解世界提供事实支撑。换句话说，内隐记忆提供碎片，而外显记忆将其拼接成完整的图案。无论是事实或自述式拼接，外显记忆都具有对一系列回忆进行分类的灵活能力。比如说，我们会记住某个生日；或者，我们会把经历过的所有生日汇集成一系列的相关经验。我们也会记起高三生活、快乐假期或痛苦的人际关系带给我们的感觉。外显记忆就像一个内部搜索装置，让我们可以对生活经验的各个不同维度进行灵活探索。

我们也可以回顾过去，看看共鸣到底有没有在我们生活中起作用。大多数人直到 5 岁才会发展出连贯的外显记忆，然而，不排除个别人在 3 岁乃至一岁半就能做到。在生命早期这么长一段时间中，我们跟照顾者之间的联结或无联结，很难进入外显记忆。这被称做正常的童年失忆症，是海马体等区域发展的主要生理关键期中的正常现象。那么，假如我们回顾这段早期经历，而这种自然的童年失忆症状态阻碍了这一时期的外显记忆，我们该做什么？我们学着去感受内心世界的内隐感觉，并探索它们对我们当前生活的潜在影响。

前额叶区域负责讲述和理解故事，其发展始于两岁左右，到了二十几岁的时候基本成熟，继而以更微妙的方式贯穿我们的一生。前额叶皮质层将激活自我意识或自我认知意识。通过这种方式，我们就创造出了 Endel Tulving（1993）所说的"心理时间之旅"，它可以连接过去、现在和未来。从这种前额叶活动产生的叙述也包括了一个叙述者，它使我们可以从第三人称的角度来诉说自己。"丹过分努力地工作了。他应该要歇段时间，好好放松一下。"现在，是谁在说这些话？即使在体验生活的直接经验时，我还可以在脑中描述自己的存在。这表明我们拥有神经元兴奋和主观体验的多层跟踪方式。我们拥有不同的信息流频道，叙述方式把我们从当前时刻分离出来，以情感、行为和期望模式做出反应。

　　如果想监测你的生命叙述方式，那么回答以下这些从成人依恋访谈量表衍生出来的基本问题，并把答案记下来，会有所助益。你在家庭中的成长情况如何？小时候，你是跟谁一起待在家里的？思考一下，用 5 个词来表达童年与母亲关系的最初记忆。接着，为每个词想出一个例子，可以是支持这个词的某个记忆或经验。现在，对父亲做同样的练习。然后，是你生命中的其他依恋对象（祖父、祖母、邻居、哥哥或姐姐）。你跟谁最亲近，为什么？你第一次跟父母或照顾者分开时，是什么样子的？在这次分离中，你是什么样？他们又是什么样？你难过的时候会做什么？假如你生病、受伤，或情绪低落，会发生什么？你曾被照料者吓到过？随着岁月变迁，你跟他们的关系有什么转变？在你童年或更大一点的时候，周围有人过世？有没有任何亲密的人离开你的生活？对你而言，这些丧失是什么样的？他们如何影响整个家庭？如今，你跟你的照料者还亲近吗？你认为他们当年行为的原因是什么？这些问题所探索的这一切如何影响你作为成年人的成长？你认为这些对你成为治疗师的决定有何影响？你认为它们在临床工作和学习中有何影响？你从父母的教养中学到的最重要的事情是什么？如果你有孩子，或者想象你有，那么你希望他们怎样描述从你的养育中学到的事情？你将来希望从他们身上得到什么？你认为所有这些有关依恋史的问题会如何影响你在个人生活和职业生涯中向别人开放、联结以及共鸣的能力？

　　请你花充足的时间好好想一下这些问题，并把反应记下来。假如这一系列问题让你精疲力竭，不要感到惊讶。实际上，在我进行成人依恋访谈的研究督导时，多数人说这90分钟的访谈（这些问题是以口述方式呈现的）是"最好的疗程"。我对此尽量保持中立。因此，在回答这些问题时，对自己好一点。表面看来这些问题都很直白，然而，设计成人依恋访谈的天才研究者们编制的这一系列问题其实可以让我们深入心灵深处，唤醒非常具有意义的情感启示和重组。出于同样的原因，学习成人依恋访谈并将之应用到临床评估和治疗中，会是一个有效方法（请参见 Steele & Steele，2008；Wallin，2007）。我们建议治疗师使用成人依恋访谈风格的问题来进行自我反思，这应该成为每个人自我发展的基本工具。通过这种方式，我们做好准备，去理解自身生命并向他人提供全然存在。

理解带来大脑整合，并能让心智迈向可能性水平面和开放的接纳状态。这对我们和病人都很重要。

写下你的自我反馈后，你的感受如何？你看到自己解读童年的方式了吗？做完这些反省练习后，以下这些大纲对你的自我反思旅程就会更有意义、更有帮助。

65% 的非临床人口拥有安全型成人依恋。这些人可以描述出过往的各种细节；可以跟早期经验的积极与消极方面沟通。"早期"指的是他们所能记起的最早时期，尤其要关注与他人亲密关系中的经验。很重要的一点是记住，无论何时，理解自身生命并获得安全型成人依恋状态永远都不会太迟。这就是神经纳受性带来的好消息：反馈性心理拥有改变大脑的力量——让大脑整合。

相反，20% 的人拥有回避型成人依恋。通常，在这种情况下，他们与主要照顾者之间的大部分经历很可能都是缺乏联结和共鸣的。寻找独立生活的途径成为了他们的生存之道。还是孩子的时候就充当"小大人"，这是成长过程中他们在情感荒漠里所能做的最好选择。在这些个体的大脑中，左右半脑的整合会受到阻滞。在过去的二十多年将成人依恋访谈应用在临床上的亲身体会中，我发现这些人的左脑模式似乎不断增强并明显占主导地位；而其右脑模式的发展却在不断减缓；此外，在社交情境中，几乎毫无正知可言。这些人通常无法把心智视为他人生命的内在重心，甚至有时对自己也是如此。这种心理现象缺乏成人依恋访谈研究中发现的典型自述式细节。假如要从物质层面来理解，我们可以做这种假设：这些个体缺乏非言语沟通，无法促进右半脑刺激及后续右脑加工模式的生长和发展。回想一下，右半脑是自述式记忆的主要贮藏室；而左部大脑似乎有讲述故事的欲望。那些持回避立场的成人，在儿童时期极可能有过回避型依恋，对他们而言，左半脑似乎像在编造故事，而来访者通常坚称："我就是记不住童年。"当被要求用 5 个词来描述儿童时期的关系时，这些回避型个体会列出父母的人格特质，而不是与父母互动的特点。假如这是你的模式，很显然，你跟病人的互动关系也许就要让位于诊断分类及更多的方法策略性干预了。已有研究发现，临床工作者和病人之间的共情、联结关系是转变的最有效预测因素（参见 Norcross，2002）。固守回避立场也许无法立即对治疗关系做出有益的反应。

一个好消息是：这些依恋类型是可以改变的。通过关怀者（同伴或治疗师）的关注，加上通常伴随着的联结关系，人们可以从不安全的成人依恋转而获得安全型成人依恋。研究表明，拥有习得性安全感的人，他们的孩子会有安全型依恋，并能成长为具有韧性的、生机勃勃的成人。

在普通人群中，有10%～15%左右的人具有焦虑型成人依恋。这些人被当前和将来的担忧所困扰，无法轻松地关注过去。在私下或非正式评估中，我发现很多刚开始接受治疗训练的同行和学生都属于这一类型。这种焦虑表明，其父母在其儿童时期可能属于前后矛盾而又喜欢干涉他人的人。由此导致的结果不同于回避型群体的分离性自我，而是一个混淆的自我。在这种情况下，你和我的界限便很模糊。这意味着互动是非整合的。照顾者断断续续地出现，有时在，有时不在。这种关系时不时地一次次闯入当下的生活，照顾者自身残留的问题把孩子淹没了。假如这是你的成长史，那么，与来访者的共鸣过程中也许会充斥着你对失去自主性的担忧。你对自己以及病人身份的理解可能会变得模糊，你也许会把这种混淆误当做共情理解，无论它到底是不是。我们会看到，迈向习得性安全感的阶段与发展正念特质是并行的。事实上，我曾经和 Mary Main 以及 Erick Hesse 共同参与一项关于成人依恋安全类型者具体特质的非正式调查。我们从中发现受访者的编码类型与其正念特质及访谈过程中的正念状态皆存在惊人的一致性。这个现象得到了 Amy DiNoble（2009）的初步实验支持。

第四个成人依恋类别是紊乱型，这类人的叙述中会透露出未解决的创伤或丧失因素。一旦谈及他们生活中的恐怖事件、过世的人或宠物等重要依恋对象，叙述者就会变得困惑或混乱。心智似乎丧失了对自身生活史进行连贯叙述的能力，于是，那个人就会陷入暂时性紊乱。对多数人来说，重压下的临床解离倾向可能是种体验的复发。解离涉及一系列不同因素，包括：不真实感；身体麻木或分离感；人格解体或无法处在自身之内的疏离感；直接对当前生活事件失忆。在儿童早期，照料者成为了恐惧来源——这个依恋群体的紊乱状态被认为是缘自这种冲突情境。对这种恐惧没有解决的办法，孩子的一部分大脑想要逃离这种恐惧源——父母；但是，另一部分回路却驱使孩子向相同的对象——对孩子造成威胁的父母——寻求抚慰和依靠。这种生物性矛盾无法消融，因此，孩子分裂了。这是"无法解决的恐惧"（参见 Main, Hesse, Yost-Abrams, & Rifkin, 2003）。这种断裂会维持到成人期，从而引起极具情感挑战的互动反应，导致其无法依赖自身的内在资源。充满丰富情感和人际情境的耐受性窗口被缩小了，这就是恐怖童年经历的残留物。这种经历当然包括虐待，但是还有其他更微妙的方式，比如：看上去很吓人的父母、鬼父母或者通过其他方式导致孩子吓坏了或退缩的父母（参见 Dutra, Bianchi, Siegel, & Lyons-Ruth, 2009）。

我们多数人的童年经历都具有这四种适应模式中的某些元素。我们从这些研究的临床应用中学到的宝贵一课是：如果能深刻认识到自己的生活方式实际上源自对成长史的反应，那么这种认识便会改变我们。作为治疗师，我们每天都会面对病人希望我们与之同在的需求。从（全然）存在到联结和共鸣，都要求我们深刻地了解自身生活中可能缺乏的连接因素。一旦拥有这种内在知识，我们就被赋予了改变自身存在方式的力量，无论是面对自己还是他人。

正知不仅是对当下的认识，还包括对过去的深刻理解。如此一来，我们就能脱离经验中未经审核因素的困扰，摆脱对将来的束缚。理解过去可以让我们获得自由，活在当下的生命中。我们可以成为创作当前上演的生命故事的富有创造性、充满活力的作者。

和病人进行成人依恋访谈是探索过去的绝佳练习，我们以研究为基础，通过井然有序的方式来阐明适应模式。这个访谈就是本节主要的技能训练内容，可以系统地探索依恋、记忆和叙述风格的本质。对前来寻求评估和治疗的人来说，即使没有正式地测试出特定类型，AAI 仍是临床评定的重要相关因素。这些知识可以成为起点，让你和病人一块儿进行工作，帮助他们理解其生命。要真正做到这一点，对身为治疗师的你来说，首先便要探索你自己的依恋史，理解过去是如何影响你的发展的。

赋意与整合

发展出对记忆和叙述加工的个人认识，你就能改变对生命的理解方式。因此，对自身依恋史进行反馈是种基本方法，它可以让你监测心智的内在结构并进行改变，进而转向安全。如你所见，这个过程会唤醒各领域的整合：内感意识涉及纵向整合；连接分化的左右半脑及其独特加工模式，这是横向整合的一部分；专注记忆的内隐层面，驾驭海马体这一精通拼图组合的高手的力量，这是记忆层面的整合；发展自身的叙述能力，以开放、灵活的方式来描述生活主题，从黏着、限定性的自传转为连贯一致的故事，这是叙述风格的整合。当整合成为你内在工作的重点之后，共鸣体验就会更稳定，你和来访者就能共同参与其中。通过各种途径更好地与自己联结，这是获得安全感的第一步，也是让正念发展成为存在方式的第一步。

这些有关记忆系统和依恋叙述风格的监测练习会让你成为自身成长史的专家。塑造各领域的整合有助于让人们通过各种途径从不安全的成人依恋模式转变为安全型依恋模式。不安全的成人依恋来自于受损的整合，这一研究发现已经获得大量的支持。通过适当的意识专注，你可以将不连贯的依恋风格转变成连贯的。无论童年发生过什么，你都可以理解自己生命的意义。终其一生，这都是真实不虚的。

然而，根据依恋研究，我们也确切地知道，对那些有过痛苦童年经历的人而言，如果无法抓住时机，或者没有机会理解自己的生命，那么他们更可能在孩子身上重复这些欠佳的抚养模式。我们可以想象这个研究推论对治疗师的作用：假如有人处于不安全成人依恋状态，他们很有可能也会以这种有不安全历史的反应方式来对待病人。这一点极其重要，可以让每一位治疗工作从业者都关爱自己，为自己塑造出连贯的生命叙述。

有时，我们早期生命中错失的某些东西——联结关系或稳定一致的养育方式，也许会导致回避或矛盾的依恋。然而，倘若遭遇冲击性事件，我们无法发展出处变不惊的应对方式，以作为经验反应，随后就会留下分裂的潜在可能。从物质层面来看，我们确实是从整合状态分流出来的碎片。这就是创伤课程。

创伤在许多方面就像是被狗咬。我们都有想要从中挣脱的本能冲动。但是我们越是挣脱，狗的牙齿就会越深地扎进我们的手指里，而我们的伤就会越重。相反地，如果我们把手往里伸进狗的喉咙深处，那么它就会因为呕吐而放开我们的手，我们的伤口就会比较轻微，而且会更快康复。进行成人依恋访谈量表练习就是让你把意识集中在依恋创伤的喉咙。你可以学着理解那些缺乏共鸣的时刻；在你最需要联结却无法得到反馈的时刻；以及由于缺乏照顾者的存在使你过着孤立、干扰或混乱生活的时刻。内隐记忆的分裂碎片也许会让你的生命陷入分裂；阻碍你完整地生活，尤其是在产生压力的情况下。然而，你也可以直视那些冲击性事件，把这些碎片汇聚在一起。

当你接收了在反馈练习中所检测到的内容，在进行重要的改变工作时，你就会看到记忆检索变成了记忆调整。在反思和积极的探索之下，过去痛苦的真实经历就会变成当下的老师。科学已经证实，你不必成为过往的囚徒。你可以理解自己的生命，让自己从早期经历中解脱出来。它们曾经有利于你的生存，然而如今，你可以茁壮成长，而不仅仅只是存活。你可以脱下防御型适应的厚重外套，将自己解放出来，完整地生活在当下，并创造出自己的未来。这是与你自己相联的方式；这也是你身为临床工作者解放自己，保持（全然）存在、联结和共鸣的途径。

第四章

信 任

信 任

当与某个人在一起时,对方保持(全然)存在,并且与我们的内心状态产生契合,于是,我们成为共鸣的组成部分,并交织成了一个相互作用的整体,由此产生了"我们"。通过整合而非同化的方式,每个个体依然保持各自的独特性和身份特征。我们出生后体验到的首次结合发生在我们的父母与我们契合之时,我们作为婴儿与照顾者相互联结。婴儿脆弱的地位,对他人的生存倚赖,潜在的恐惧和焦虑都因与其依恋对象的契合存在而获得保障。这样温柔的瞬间在孩童早期的生命中得到重复,他学会相信一切都会好起来的。这种信任是一种放下,是一种依托他人而获得联系、安慰与保护的意愿。信任是一种接纳状态,近似于 Porges (2009) 所说的"无惧之爱"的概念。这种接纳状态由大脑的评估回路引发,让我们对周围及内在的世界敞开。这种神经纳受性评估由经验塑造;受持续的安全需求影响;并且需要只有在获得契合之后才能激活社会参与系统。假如我很伤心,你看见我的痛苦并安慰我,我就能感受到支持和安全。我觉得你能体会我的感受,我可以信赖你、信赖我们的关系;我对我们之间的互动感到自在;信任我们之间的联结。

脆弱感也是大多数临床会诊的开端。对心理治疗中的来访者或医疗实践中的病人来说,他们生活中的某些方面出了问题,于是前来寻求咨询,以期使事情好转。有时,某种有助于澄清困惑的评估会带来改善;在其他情况下,可以通过干预来纠正错误、治愈伤痛,或是促进在发展过程中停滞的成长。在所有这些临床会面中,人们来到我们跟前,带着请求:"请帮帮我!"

（全然）存在、契合和共鸣是信任产生的临床必备条件。当我们的病人感受到这种疗愈性的无惧之爱；当他们建立了安全感的神经纳受性评估，信任就在他们的主观体验中出现了。

向医师们传授正念修习的最新研究也证实：假如这些专业人士学会与自己契合并减轻自身压力，临床职业倦怠就可以显著地减轻（参见 Krasner, et al., 2009）。对这些结论的一种解释是：压力引发的生理状态因为正念觉知的心理训练而得到减轻。这是个很棒的例子，让我们了解到学会信任自己的内在生命；对事物本然保持变通；开放、客观、观照地接纳自己的内心世界是如何对临床工作中积极态度的保持产生深远影响的。信任并非奢侈品。同样，通过这种开放，这些幸运的医师可以维持持续的（全然）存在。我们可以想象到，与其工作的病人也能从中获益。

因此，信任源自我们与自己的契合感，并因此对他人保持开放。同在—共情—共鸣的这一过程为所有"TR"（由 tr 开头的词）的出场搭建了舞台。这种信任状态的生理层面有助于我们弄清信任是如何创造出转变条件的。

大脑基础

我们彼此紧密相连。从脱离母体的那刻开始，大脑就开始寻找积极的接轨沟通（contingent communication）模式：我们发出一个信号，期待能通过一种及时有效的方式被他人所接收、理解和反馈。在所有跨文化研究中，接轨沟通都是全世界健康的亲子关系的核心。

当我们的社会脑收发信号时，它们也在评估我们当前环境是否安全。所以，当接轨沟通模式呈现出来后，婴儿产生了重复的内部安全的神经兴奋模式：有人看见我；有人理解我；有人关心我。放松地进入接纳状态，弱小的幼儿会在其发育中的大脑里编译这些互动及随之而来的内部反馈模式，由此，孩子与该照顾者会发展出安全型依恋。我们也可以想象一下正念训练中关于自我契合的相应结论：我们与自己发展出一种安全型依恋。我们开始相信可以依靠自己获得安慰与联结。我们的压力减轻了，并且正如我们看到的，控制了倦怠。

信任感是在特定情境中建立起来的。在这个过程中，人会发生与一个特定他人互动时所产生的脆弱感——需要依靠他人的支持，原来也是安全的。于是我们可以放下防卫。于是这些警觉的防御模式得到释放，成为到内嵌在突触中的连接点。正是这些突触接合点建构起了内隐记忆体系。从初生开始，我们便在感受情绪、感觉身体状态、理解他人的面部表情，继而催生出行为。内隐记忆也制造出了类似心理类型或特定互动类型图式等重复经验的聚合。我们以启动状态作为应对的准备，它使我们更容易做出某种特定反应。

所有这些内隐记忆的成分——我们的心理类型和启动，以及我们的情绪、身体感受、认知偏好、行为反应——会直接影响我们对另一个人的信任。如果你有过屡次被忽略、虐待或背叛的经验，你对那些缺乏契合的例子就会更警觉。你会更容易看到它们；更有甚者，哪怕事实上它们并未出现，你也会臆想出来。作为治疗者，了解你自己的经历是至关重要的，你会通过它意识到信任和不信任在你的生命中扮演着多么重要的角色。前面几章中，关于自我反馈的综述提供了一个重要起点，你可以由此展开探索，看看过去通过何种方式塑造了你当前与他人发生联结的预备状态。

在临床会谈中，假如沟通不良造成了突然的转变，那么这些时刻或许可以为我们揭开个人经历的面纱。这类不可避免的误解、疑惑以及病人对其微小或剧烈的反应都可能会唤起我们的逃避冲动，否认自己在关系破裂中的责任，或是将原因归咎于他人。快速变化着的交互动态循环——由参与到临床会谈中的两个人形成，充满了个体双方的脆弱性。作为治疗者，为了你和你的来访者而对你们失去联结的深层蕴意保持开放是非常关键的。欣然地感受这种分离的重要性，尊重这种破裂，告诉自己："对所发生的事，我很抱歉"，然后探索这种破裂的更深层意义，这对重塑和维持治疗性信任是至关重要的。

诚如我们声明的，对有效治疗的基本要素的研究表明：我们的治疗关系是导致心理治疗获得积极效果的最重要因素之一。1998 年，Henry 对一组有关治疗结果的研究给出如下结论："各研究的总体趋势显示，在不考虑治疗技术或学派差异的情况下，对结果变量影响最大的因变量并非病人既有的特质，而是治疗师的个体差异以及医患间的治疗关系。"在这个发现的基础上，Norcross 指出治疗同盟、共情、目标共识与合作是心理治疗关系的关键要素。在这里，治疗同盟用以描述关系协同感的质量和强度；共情——最重要因素，被定义为治疗师从来访者的角度理解来访者的情感、想法和挣扎的能力；目标共识与合作是通过收集有关来访者印象、干预有效性、对治疗关系本身的满意度等反馈来获得的。Norcross 指出，个性化的关系使治疗师可以为每个病人提供治疗，并在每个个案中把关系落实到细节，不过要以研究验证得出的一般性技术原则为指导。至此，对于治疗师而言，保持正念意味着什么，我们如今给出了很好的描述。

病人在转变的不同阶段来寻求治疗——治疗师可以提供适合每个时期的治疗方法。举个例子来说，根据来访者的转变阶段，治疗师可以扮演各种角色，比如，关怀他的父母；保持互动的老师、教练或顾问。Norcross 进一步建议在治疗中"把治疗关系的建立和发展作为一个重要目标。"成为一名正念的治疗师，让病人产生信任，这实际上即是提供了开放的存在，它是有效治疗的所有重要特征所必备的条件。

这种关系的一个核心元素是治疗师的开放性，以能够寻找并接受来访者的反馈。治疗师的正念特质是有效治疗关系的核心，这一结论得到了各方支持。因为信任，无惧之爱的大门已经打开，随之便会激活社会参与系统。这是一种接纳状态——神经可塑性出现积极转变，并得到维持。我们都是人类，我们都有社会脑，带着好奇、开放、接纳和爱，找到一个方式去认识和尊重彼此内心脆弱的世界，如此一来，我们的信念就能得到证实：信任是一种基本的神经需求。

正知技能

与第一章当中的"不－是"练习相类似，信任感是一种接纳状态———种"是"的模式。在这种状态下，我们欢迎他人的输入信号，甚至会承认我们自身对联结的渴望。保持开放是指保持接纳状态，而非抗拒。要想建立治疗同盟、共情、目标共识与合作，信任就不可或缺。

然而，无论是在童年期、少年期还是成人期，大多数人都曾有过这样的经历：脆弱并不是受人尊敬的。在这种情况下，为了适应，我们更容易变得抗拒，而不是接纳。这种适应状态涉及经典的防御策略，包括：否认自己的情感；从催生这些情感的身体感受中分离出来；将发生之事合理化，使之变得无所谓；或者退缩，认为我们不需要依靠别人来获取幸福。这种情况一再出现后，便会形成对他人缺乏信任的适应模式，它会夹杂在灵活的反应技能之中，甚至也可能成为人格特质中的刻板层面。

和来访者一样，作为治疗师本身，也要寻找不信任所引发的适应策略，它们产生于过去，在当下起作用。这是个重要的内在探索过程，它会呈现出脆弱和信任的当前状况。我们可以通过日记或漫步于自然之中来探索这些内在叙述层面。为了应对背叛，你发展出了什么样的适应模式？面对忽视、侵犯或恐吓，你如何反应？你对某人的失望通过什么形式影响了你从儿时起的发展？脆弱在你当前的生活中扮演着什么角色？

从各方面来说，我们会认识到适应性策略作为一种持久倾向，塑造出了或然性效价高地和激活峰值模式。当我们离开可能性水平面这个所有生命开始的基础之地时——对事物本然保持开放，准备好接受世界所展现的一切——最终，我们被偏见束缚，它过滤了我们的感知；塑造了我们的行为。从水平面离开，我们受制于适应性突触连接和主观的习惯模式，它们塑造并持续影响着并行开展的神经兴奋与精神生活。进入或然性和激活世界，或者从开放的可能性到既成事实，这种运动让我们看到了这些需要被释放的禁锢。

这些限定模式把我们拖离可能性水平面，并让我们困在重复性思维、情感和行为中。正是这些细微或不那么细微的不接纳心理，使我们与来访者同在时，无法创造出对方所需的信任感。好消息是：你可以学着找到方法，把一再出现的心理活动和神经元事件的限定高地和无尽峰值释放掉；你可以学着栖息于可能性水平面的开放空间里。这些是你可以采用的练习，你也可以把这些技能直接教给来访者。接下来，我们会进行更深入的探讨。

假如我们碰到一个人，他是如此紧张僵化，以至于无法正确地理解我们的信号。作为接收端，我们会感受到这种限制，信任就无法从我们内心生起。我们觉得对方不能体会我们的感受，并且感到被误解、被忽视、被评判。学会从生理和主观层面来感觉自己的紧张收缩，你就能看见束缚在哪里，从而采取行动，把自己从禁锢中解放出来。这种收缩要么会导致僵化，要么容易让我们阵脚大乱。解决办法就是找到这些收缩点——我们将会看到，它们实际上是整合的障碍——将它们释放出来，我们就能生活在祥和与安宁中。

假如监测你的内心世界，你会发现，相对于抗拒而言，回到接纳状态会更有帮助。它让我们了解收缩性适应是什么感觉，以及它们是如何持续不断地束缚着我们的。为了隐藏脆弱的一方面，我们发展出了自发性保护模式；然而，在这种模式下，我们更容易出现抗拒而不是接纳。

假如我们想要发展出与信任相关的正知技能来监测并改变内心世界，那么，首先就要监测自己对生命中那些缺乏信任状态的时刻采用了何种叙述方式。接着，我们会开始一个基本的反馈练习，来推进安全和信任感。

设想在你生命中的某个时刻，你希望依赖别人，结果却无法尽如人意。你感到失望、被辜负、被忽视。发生了什么事？将来还能再次出现这种经验吗？你通过何种途径学习新的适应模式来应对这一伤害？这种适应模式怎样影响你的长期发展？是否有些特殊情形，即便他人十分不友善，你依然可以保持开放，以更自然的方式呈现脆弱？写下你对这些问题的反应，这会为你理解脆弱和信任在生命中所起的作用打下基础。不要编辑你的内容。只要拿着日记本和笔（假如你倾向数字化方式，可以使用电脑），然后就只管写。除非将来想要公开发表，否则你不需要进一步的编辑修饰。如果你愿意，这个记录只属于你自己，为你展现隐藏在叙述结构下、埋藏在记忆漩涡中的内容。写日记不仅对你的免疫系统有益，对幸福感也有益（参见 Pennebaker，2000；也可以参见 Goldberg，1986）。同样地，在自我理解的基础上，你可以对来访者的阻抗拥有更开放的洞察。你越深入地了解自己，就越能开放地深刻理解别人。这种理解会让你放下过去因社交伤痛埋下的陈旧适应机制，让你更能全然存在。理解自身生命是一种整合过程，让你获得内在及人际间的解脱。

改变你的旧模式，你就能以更加开放、一致的方式与他人契合。了解自己什么时候会抗拒，你就能应用内在源泉（例如对平静之地的想象），通过专注于呼吸把自己带回接纳状态。现在，请你跟我一同在内心创造一个清明、平静之地。回到我们第一章提出的专注呼吸练习中，找到你的呼吸，感受呼吸的律动。吸气、呼气，让你的意识融入呼吸之流。当意识从呼吸上溜走，可愉悦地、温柔地注意到这种分神，然后重新调整，让注意力回到呼吸上。

现在，让我们一起想象一个地方，无论是来自记忆，还是来自幻想。在这里，你会充满安全感。我们在第一章曾探讨过，它可能是某个带给你祥和与宁静的地方；或者某个新出现的意象，给你带来踏实和清晰感。当你更深层地进入内心的安全之地时，让你的呼吸也纳入意识之中，感受这种富有生命力的进出运动。也许你会注意到四肢的平静感、胸口的安宁、面部肌肉的放松。认识到这个地方一直在那里等着你。在心里想象这个安全之地时，让呼吸环绕着你，这种宁静也一直属于你。这种内在的契合可以让（全然）存在产生，让你有勇气面对自己的脆弱。从某方面来讲，其实就是学会信任，去开放可能性水平面，它存在于你自身之内又被所有人所共享。这个起点经常会被掩埋在大量适应性模式之下。为了在这个不完美的世间生存，我们需要发展出各种适应模式。与他人相联的勇气同样有助于让来访者敞开心扉，在治疗关系中保持存在。在这个共同创造出的信任之旅中，他们会看到你的开放；看见你向他们伸出的双手。开放的心灵正是通过这种方式在共有的可能性水平面内相遇的。

接下来训练集中在调整层面。我们会做另一个练习，这是我们探索经典的慈爱禅修时所进行的（参见 Kornfield，2008）。我相信它有助于进一步激活你的社会和自我参与系统。当我们驾驭了脑的悲悯和慈爱的社交回路，我们就创造出了利他和自我悲悯状态。在训练之下，这两种状态就会成为内心的稳定风格及生命特质。图 4.1 列出了这个练习的概要。

愿（我、他或她）快乐，带着欢喜的心生活；
愿（我、他或她）健康，拥有可以给（我、他或她）带来能量的身体；
愿（我、他或她）安全，远离伤害；
愿（我、他或她）生活在幸福带来的安宁中。

谨以此献给自己、导师、亲友和普通大众。
现在原谅跟你发生冲突的人，并请求对方的原谅。
接着将祝福献给全世界的众生，然后再次回馈给自己。

图 4.1 慈爱之语。这些语句可以唤起内心的清明、悲悯，而且在促进共鸣回路神经兴奋的情况下，很有可能产生整合。这让我们有能力与别人以及自己产生契合。练习后，这些刻意创造出来的仁慈状态会成为长期的悲悯和关爱特质。

　　闭上你的眼睛，专注于呼吸。现在，伴随着呼吸，让这些语句进入你的意识。请你在心里重复每句话。首先，我们会将你自己当做祝福的对象。然后，按顺序把它们献给你的导师、亲友和普通大众。接下来，我们要确定某个冲突对象；你们的关系中尚有某些未解决的紧张状态。我们会原谅他们，然后也祈请他们的原谅。随后，为他们带去慈爱的祝福。接下来，在返回起点之前，我们把这些祝福献给全世界的众生，然后再次祝福我们自己。在图 4.1 中，你会看到四句话。有些人喜欢在开始和结束的时候，把这些句子完整地念诵出来。也可以采用简短的说法：愿（你）快乐；愿（你）健康；愿（你）安全；愿（你）幸福。

　　有些人觉得说这些话很尴尬，甚至会觉得像在被洗脑似的。这是你需要进行的非凡练习，但倘若在治疗初期就让你的病人这么做的话，确实太古怪了。你要很谨慎地介绍它，而且必须挑选恰当的时机。有意识地刺激特定大脑回路，实际上是种心智训练，也是驾驭大脑特定区域的途径。但是在这里，我们是基于这样一种事实：我们可以刺激悲悯回路的神经活动和成长（SNAG）。我发现，心灵的专注会激发悲悯感，并且能帮助我们激活大脑中重要的社交回路。实际上，有研究者对资深禅修者的慈悲心——对无特定对象的悲悯之心——进行研究，发现了有史以来最多的伽玛波记录（参见 Lutz et al., 2004）。这些脑电图扫描（EEG）发现与大量的神经共时性相吻合，后者是整合之脑的产物。大量最新研究表明，发展出悲悯之心是种三赢局面：我们既促使心理更加健康，又提高了身体健康水平，还加强了人际关系（参见 Gilbert，2010）。Krisin Neff（2009）提出，自我悲悯包括：对自己的仁慈感；觉得个人体验是普遍人性的一部分；带着正念，接纳我们的想法和情感，而不是被动受其控制。

让慈爱练习和之前介绍过的呼吸专注、身体扫描交替进行，基于契合的正念技能便能由此融汇贯通，并得以生成。当我们与自己契合时，我们就能调控自我意识的神经回路；敞开心扉去接纳特定的神经功能，我们便能与别人共鸣。

有关（全然）存在的科学认知指出：我们可以很肯定地认为，慈爱和悲悯之于大脑，就如同呼吸之于生命。

信任与整合

试想一下，可能性水平面就是一种无论发生什么事都全然开放的状态。现在，请思考这样一个观点：作为一个复杂的系统，我们在自我组织的过程中，一直具有将复杂性最大化的本能倾向。正如系统中一些独立元素所详细呈现的，这就为灵活适应而应运而生的与生俱来的自组织过程创造了条件，从而使分化的元素得以连接，形成更复杂的状态。于是，整合可以被视为一种基本过程，促使动力系统的复杂性最大化。这种变化的本质是动态的，随着时间推移，它可以创造出更加灵活、适应、连贯、有活力而稳定的状态。因此，我们可以说，不同的元素连接起来，产生了 FACES 灵活、适应、协调、鲜活与稳定之流，这是整合的重要产物。于是，我们才更能向自己敞开心扉，也更能向别人的内心世界敞开心扉。

所以说，仁慈和悲悯对你和他人都是有益的，它们都具有整合功能。伴随着我们与自己、他人以及我们生活于其中的大千世界的开放和相联，信任就会产生。

在信任状态下，我们进入可能性水平面，将趋向整合的本能从禁锢中解放出来。我们可以放下防御，减缓峰值产生的速度，拓宽高地，自由地在无限可能和激活状态之间运动而不感到害怕。这就是信任的自发性。我们与别人同在之时仍是我们自己。相反地，假如我们的适应模式限制了这种运动，我们就从整合的和谐之中离开了，游向了混乱或僵化的河岸。情感会淹没我们；习惯会束缚我们。一旦我们从这些骚动和束缚中解脱出来、在循环发现的峰值和刻板的高地之外放松下来，我们就可以重返可能性水平面。信任让我们获得解脱并自然地到达开放状态，于是，系统迈向整合和谐之流的内在驱力就能在此实现。

现在，更具体地想象一下：我们离开了可能性水平面，心理和生理交互作用而产生的能量和信息的流动模式所受到的束缚。假如神经兴奋被过往的突触习得所禁锢，从而限制了朝向开放、整合状态的运动，那么我们就会发现自己具有重复的行为、根深蒂固的情绪反应或者一再出现的念头。它们对生活会产生刻板影响。这对身为治疗师的我们来说是千真万确的，对来访者亦是如此。同样地，治疗师和来访者都有可能经历阻滞，这时就无法整合，反而会产生僵化。我们发现自己具有冲动行为、大量不可预测而又具破坏性的情绪、不合理而随意的想法。它们会困扰我们的生活、混淆我们的推理、破坏我们的关系。无论我们是僵化的，还是混乱的，受阻的整合都会损害我们的生命。在这种状态下，我们就远离了幸福的自在安宁；而我们的主观世界则通常会缺乏对他人乃至自己的信任。

信任和整合是相辅相成的。我们甚至可以认为，作为复杂系统，我们迈向复杂性整合的这种本能驱力与其说是创造而来的，不如说是释放而来的。慈悲产生信任，而且它其实就是我们的本性。我们进入一种脆弱状态——不是控制，而是允许——信任、仁慈和开放由此得以开展。作为治疗师，我们的工作就像米开朗琪罗所描述的，他并非创造出雕像，而是将它从石头里解放出来。因此，同样地，我们可以与治疗的本能驱力保持一致：这是迈向和谐状态的自组织运动。关键在于，面临僵化或混乱状态之时，我们能感受到整合的脉动，然后深入那些领域去了解分化和连接的损伤情况。这时我们会看到，信任是个出发点，我们在这里能更全面地融入变化的体验中去。

最终，身为治疗师的我们会成为病人生命之旅中的同伴。当我们认识到专业身份遮蔽下的虚假隔离不过是种幻像时，信任便会产生。我们每个人，无论是治疗师或来访者，都尽力做到最好。当然，我们把伦理和治疗角色都带入关系之中。我们尊重边界和保密性；将病人的康复作为临床目标置于优先地位，使之成为所有会谈的中心。然而，即便存在诸多边界，我们依然是探索之路上沿途的旅伴。我们最强大的治疗工具就是信任——当我们共同前行，带着慈悲，面对治愈之旅中发生的一切时，伴随着真实的存在（authentic presence），信任才有可能产生。

第五章

真　相

如果说信任永存，身处其中的我们乐于对善良与悲悯敞开心扉并与之相连，那么实相则与事物本身具有的最核心本质相关。在此，我们采用真相一词，指的是一种整合连贯性：事物如何灵活地将事实和体验的各层面连接起来，形成一个交互的整体。实际上，哲学家、物理学家和天文学家都对真相这一概念有着不同的应用和见解。对我们而言，我们的目的是开拓出一条路，摆脱过去的纠缠、现在的失真以及禁锢了我们对未来之感悟的恐惧，这样随着时间推移，所发生的事实、所萌生的思想与所经历的互动便能真实地显现出来。

虽然说，仅凭文字若想起效是颇具挑战性的；然而，就让我们姑且一试，试看可否通过这些文字让有关真相的真相得以显现。我们的基本观点是：系统是通过跨时间的能量和信息之流来起作用，而这些流动模式可以被我们所感知。（我们会对此进行探讨，尤其在接下来的第六章、第七章中。）当这些流动模式还原到最基础的原初状态，它们的"真实特性"便得以显露。这些特性得以被发掘，并与一系列遵从自然规律的条件相契合。如此一来，拼图碎片便能组合成连贯的整体。这是时间的快照、当下真实的片段、事物本然的剖视图。一旦将其汇聚起来，便能相互契合、相辅相成，并带来持久的掌控力。然而聚合本身并不能显现真相。事实上，许多人自我叙述的聚合方式都阻碍了我们对真相的了解。在真相之下，"本然如是"便会拥有更大的框架，足以容纳各种截然不同的元素。随着时间推移，它们会汇聚成一个整体。久而久之，统合感就得以产生。我们是在时间的第四维度上感受到统合的；在预期未来之时，把过去形成的模式与当前的观察连接起来。统合感将当下之物结合起来，并且展示了过去、现在和未来交错联系的实质。

　　我知道你会疑惑："这个所谓实相的抽象概念究竟指什么？"它的核心感觉是：随着时间变迁，事物汇聚起来，交织成环绕着我们的真相之绣帷。由此，我们对过往的反思、真实的当下以及对未来的精确预测价值会显得"有意义"。感受实相必须是四维的过程，因为我们要跨越过去、现在、未来，沿着时间的第四维度进行观察，并感受交互建构的"法尔如是"（yesness）之整体。我知道这听起来会很玄，但请容许我继续，我希望你会看到它对你的生活和工作所具有的实际启示。

　　让我向你呈现一个临床实践中的例子。一位受训者企图理解创伤后压力综合征的回闪现象。我曾经治疗过一个女病人，她总是害怕自己一尝试新事物就会"一败涂地"。深入了解神经科学的文献，我们会看到最新研究发现：海马体将内隐记忆碎片拼接成外显记忆时，所起的作用恰好符合"真相"的标准。认识到海马体可以将那些原本令人困惑的临床数据碎片组合成连贯整体，这不仅有意义，而且具有治愈效果。通过这种视角，我们可以理解过去；以真实的方式更清晰地观察现在；并且，预测未来将会出现的模式。通过心智体验"镜头"来观察创伤后压力并利用大脑机制观察受损的神经整合。这样，过往的观点、当前的际遇、未来的干预便能交织连通成一条清晰的脉络，提供理解和解决创伤所需的支持。对这个病人来说，早期遭遇的三轮车事故留下了内隐恐惧，使她害怕尝试新事物，尤其在她充满激情之时。在其大脑层面中，对新奇之物的兴奋和探寻被等同于可怕的生理疼痛以及羞辱感。于是，生活被害怕尝试新事物的内隐恐惧所禁锢了。探索其大脑实质以及记忆的神经机制可以开辟出一条路径，让她理解自己的内隐心理模式，有效地摆脱恐惧的束缚。于是我认识到，教导人们认识其大脑会赋予他们力量，让他们做出重大转变，创造出深刻的生命统合感。真相使他们可以用一种崭新的强有力的方式来解读自己的内心世界，让他们更加全然地存在于当下，成为自己未来生活的谱写者。心智统合由此产生。

　　对这个经历过三轮车意外的女人来说，在她还蹒跚学步之时，"为尝试新事物而兴奋的时候就会一败涂地"的经验就把对尝试新事物的恐惧深烙在内隐记忆中，一直延续到她的少年和青年时期。从对她的真实恐惧和内在经验的探索可以看到，事故的真相可以帮她创造出生命的统合。正是由于这一意外经验的出现和她为之进行的适应，她被过去困住，生命从而远离了真相。过往事件导致大脑无法将内隐记忆因素整合起来，使之进入当下生命的叙述模式中。一旦对此有了清晰的认识和理解，她的生命便得以转变。

真相让我们自由——这就是关键所在。无论如何伤痛，了解真相让我做出更能将过去，现在与未来连接起来的选择，由此我们便能选择自己的路。我们也许会选择躲避特定的生活片断——在某次背部负伤后就不再打篮球；假如有听觉困难，就放弃音乐改学美术。然而，真相赋予了我们新的机会。

有句俗语（假如知道出处的话，我很愿意直接引述作者之名）说到，我们因承认自身的局限性而获得自由。我仍记得当我还是个年轻人的时候，这种悖论给我带来的强烈触动：承认束缚所带来的自由？哇！在意大利的科学与灵性大会上，Stuart Kauffman 兴奋地讨论着他正着手研究的关于"赋能约束"（enabling constraints）的观点：那些决定我们能否做某事的因素、决定我们个性的特质，事实上都是我们得以完成各种发展性任务的要素。由这个观点带来的感悟是：一旦我们接受了真相、一旦我们给自身的可能性画出一个范围，我们就能彻底地从自己是无所不能的幻相中解脱出来。真相，甚至那些对我们造成束缚的"赋能约束"的真相都能让我们获得自由。我们正是从这种自由中找到疗愈、希望和统合的。

大脑基础

总有一些神经兴奋的模式可以相互融合、同步产生，并能获得高度契合的表征。我们可以假设这是真相的神经活动基础。真相的意义深嵌于其核心，因此，我们自然而然会想知道有关意义的心理体验是如何与神经兴奋的生理表征相关的。我曾提过大脑通过 ABCDE 的神经过程（另一种记忆方式）来进行意义编码。我们建立关联、拥有信念、产生认知、受发展期影响，并且由自身经验唤起情绪反应。这正是我们为自己的生命旅程赋意的过程。

实际上，意义正是跨越这五个维度产生的，并由此以灵活而具适应性的方式凝聚起来。（注意我们并不是说它们就是以某种确切的方式"聚合"的。）那位出了三轮车意外的年轻女士可以建立新的联结、检查自己的信念、从认知中创造出新的思维方式、以洞察力探索这个意外为其生活带来的发展性影响、重新评估自己对接受新工作的情绪反应。真相一旦显露出来，生命就会翻开新的一页，而意义便能以连贯的形态出现。假如缺乏真相，大脑中的意义就会被适应不良的关联（如果我接受那个令我振奋的新工作，我就会一败涂地）、限制性信念（我无法尝试新事物）、僵化与顽固的认知（我原本应该怎么处理这个工作机会）、过时而失真的发展性需求（她的亲密关系受损了，因此无法迈入下一阶段的职业生涯）、泛滥或迟钝的情绪反应（持续性的焦虑和恐惧）所扭曲。她被困住了，需要得到帮助。

所有这些导致我们远离真相的因素可以被看做是僵化或混乱的实例，也可能两者兼而有之。这些例子都是缺乏整合的结果，我们由此可以推衍出这么一种观点：真相与整合是相互重叠的。稍等片刻，你也许会认为，难道所有这些都是整合推进的？嗯……出乎人意料地，事实证明整合是种组织原则，它似乎是通过一种统合的方式将大量的临床经验排列组合，构成一个连贯的架构。我们利用内在的视角——正知——来阐述发生在我们自身与我们之间的能量和信息之流的内在本质。真相一旦浮现，整合就能蓬勃发展。

赋意是一种整合过程。我们把主体经验中不同的记忆因素和当前的生活事件连接起来，形成有关是什么、会如何以及我们要到哪儿去的灵活而开放的感觉。就生理层面而言，我们通过凝聚的方式把各种激活模式的神经网络连接起来。假以时日，我们就能将 ABCDE 神经兴奋模式连接成一个连贯整体，以此取代损害神经整合的分裂思维及情绪泛滥状态。为了适应生活挑战，我们频繁地扭曲自己看待现实的眼光。于是，大脑以僵化的补偿方式做出反应，从而阻碍了整合的产生。我们会破坏联结——这通常出现在未解决的创伤中；我们也会妨碍分化——这可能会发生在发展障碍中。这些扭曲真相、破坏整合的种种方式阻碍了生命活力的迸发，使我们无法获得祥和的生活。

正知技能

想要认识并获得真相，我们就必须对所觉察的对象与觉察本身进行区分。这种区分，比如区分某种想法或情感与对这一想法或情感的觉知，是从防御性适应的聚合状态迈向真相充盈的统合状态。

现在，我们会通过沉浸在自身内在体验的方式来探索心智觉知之轮。这一基础概念的核心内涵正如图 5.1 所描述：觉察是主观上的接纳状态，它让我们认识到觉察过程与我们所觉察的对象是不同的。这个轮子的比喻很有用，它形象地描绘了这种区别：轮毂象征着接纳性觉察；轮辋由我们可以觉察到的任何对象组成；轮辐则代表了从轮毂中对轮辋上任意点进行关注。就这样，很简单。但是对来访者来说——以及我们本身来说——它似乎提供了一个共同的参照点，让我们放弃持续的聚合状态，转而接受轮辋各因素的重新分类，由此踏上通往统合状态之路。让我们来做个体验练习，以便让这些象征性概念深植于你的主观真实之中。

出于各种各样的目标，人们会自然而然地进入内在反思。当我们一而再再而三地将散乱的心绪拉回到目标对象上，我们也许很容易就能获得专注力。这个基础训练具有深远的意义，因为我们必须觉察自己的意识，并对完成这一目标的意图保持专注。这两者是所有正念修习的共通因素。

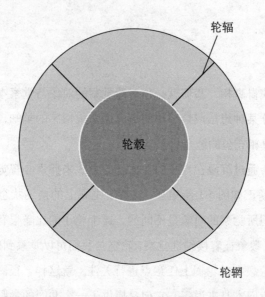

轮辐

轮毂

轮辋

图 5.1　觉察之轮：轮辋、轮辐以及轮毂。觉察之轮是一种视觉比喻，说明我们如何觉察（通过轮毂）我们内在与外在世界的各种因素（在轮辋上）。我们可以将注意力专注（轮辐）于轮辋的任意点上，或者在对轮毂的广阔觉知中开放地监测轮辋上出现的一切。

　　我们的意识专注力通过第一章当中的呼吸觉察练习得以稳固，稍后我们会再次回顾这个练习。因此，我们已经做好准备，更深入地探索觉察本身的架构。假如正知技能得到拓展与深化，我们便能通过一系列的训练来探索心智，而这个觉察之轮的练习，就是第一步。

　　首先，我们会从最基础的呼吸练习开始进行延伸。这种广为流行的呼吸感受练习为我们提供了强有力的立足点，觉知之轮的轮毂在此可以得到淬炼。现在，让我们更进一步，在呼吸觉察练习的帮助下，更完整地开拓你的经验。

　　我们还是从感受呼吸入手。顺着吸入的气流，继而是呼出的气流，将你的呼吸感受纳入意识之中。单纯地感受，让呼吸之流充满意识，吸气，呼气。当你的意识融入呼吸之流，我要开始向你讲述一个世代相传的古老故事。

　　心智如同大海。其深层之处是平静而清朗的。无论表面是什么状况，底部都是稳定、寂静而清澈的。在海洋深处，你可以抬头注视海面，注意它是平稳的还是汹涌的；是巨浪翻滚的还是狂风暴雨的。无论是哪种情形，海底深处都是宁静而安稳的。

古老教诲便把心智比喻为大海。你只需去感受呼吸，它会带你进入心灵的海洋的深处。在那里，你可以注视心智活动，并从这个平静安宁之地对它加以关注。呼吸感觉带着你来到这片宁静之地，在这里你只需注视着心智海面上出现的心理和大脑活动。这些活动包括不断生起和湮灭的思维、情感、记忆、感知、期待、梦想、渴望。在内心深处，当你注意到这些感受、意象、情感和思维在意识中往返起落，你就能感觉到内在自我的清明。只需保持对呼吸的感觉，它便会带你来到心灵深处这个平静而清明的地方。

花一小点儿时间，单纯地享受一下心之海洋的这片内在宁静之地。当你准备好了，就可以带入更多的意识、更深的呼吸。让双眼保持睁开的状态。我们的讨论会继续进行下去。

心灵海洋的深处在很大程度上就如同觉察之轮的轮毂。我们可以在轮毂处注视轮辋，并关注在那里所发生的一切。

在这个练习中，你只要让自己感受这种视觉意象：你身处于这个海底深处，或者憩息在心智轮毂中。这些视觉化比喻对许多人都有效——然而，你也可以找到其他对你特别有效的意象。无论使用哪种意象，方法都是相同的：在这个内在清明之地，让显现的一切都进入你的觉察。

我们会使用觉察之轮作为一般性比喻，以便进入下一阶段的训练。描绘出觉察之轮，看看是否可以让轮辋上的元素成为专注点。对于基础的呼吸觉察训练来说，引导语很简单：觉察目标就是呼吸。一旦你发觉注意力没有继续保持在呼吸上，那么就愉悦而轻柔地将注意力带回来。记住，分神正是我们心之所想的。我们专注于觉察目标上、分心、再聚焦，这和健身一样，我们让心智肌肉收缩、放松。有人喜欢私下对这些分散意识的轮辋活动标识分类：思维、记忆、情感。请放开这些干扰，重新让注意力专注在呼吸上。

假如我们每天都进行这种呼吸觉察训练，我们就能创建执行功能的回路。我们可以监测自己的觉察和意图，随后改变关注焦点。用觉察之轮来比喻的话，即我们加强了心智轮毂的力量。

经过几周的练习，又或者你觉得现在已经做好准备，跃跃欲试。就可以进入觉察之轮训练的下一阶段，它的难度会稍微高一点。我们称之为心智觉察练习。在这个练习中，整个轮辋都会成为意志专注的主体对象。这是一个开放的监测练习。我们的目标不是关注呼吸，而是让轮辋上出现的一切都进入觉察。

想象你正休憩于轮毂中。你希望关注思维和情感最初是在哪里出现的——它是突然出现的还是渐次出现的？这些思维和情感在意识中如何保持？它们又是怎样消失的？你只需感受内心世界，留心意识领域中出现的一切。与呼吸觉察练习不同，现在我们要让呼吸退居幕后，我们要做的是不制订任何目标，只是让一切自然地发生。

现在，假如你偶尔"迷失在某种想法中"或者"陷在某种情感中"，那么就关注自己的感受，看看你是否在某个时刻失去了觉察？你会否像漂浮于海面上的软木塞一样随波逐流？假如我们将自己完全等同于轮辋，假如我们无法继续休憩于轮毂的清明中；那么，我们通常就会认为心理活动就是我们的全部。正念让我们将轮毂与轮辋分开，如此一来，我们就不会被卷入心理活动中——除非我们带着意愿和觉察，主动选择沉溺于这些沉浸状态中。在这里，我们看到：正念包含陶醉于沉浸状态中，然而沉浸状态并不等同于正念。正念必须是怀着善意与同情的态度，并具有自我观察的能力，我们可以审视自身的觉察和意愿。伴随着流动，我们愉悦地沉醉在这一体验中，并且与轮辋体验"融为一体"。

也许此刻你想要花点时间，放松地休憩于轮毂中，只需留意轮辋上发生的一切。试试看你是否能更深刻地检视到事物最初如何出现在你的心灵之眼中？它们又如何消退、消逝，最终被摒除在注意焦点之外？有人喜欢追踪念头；有人则偏向于不采取行动，让心理活动自行消退，仿佛火车上的乘客，仅仅在注视着窗外的风景。现在，你正在培养一项极其重要的能力，那就是区分觉察本身与作为觉察目标的心理活动。

当我们开始探索加强轮毂的力量、区分意识和意识目标对象之时，这通常会是一个和缓且颇有助益的起点。在后续的练习中，我们会极其详尽地描述觉察之轮的各种元素。

真相的整合

在心之轮毂中，我们再不会将自我等同于心理活动，由此便能从束缚中解脱出来。正是由于那种过度认同，那种对自我与轮辋上特定心理活动的混淆，在不经意间限制了可能性。设想一下：轮毂代表了处于开放的可能性水平面的体验。人格结构、依附于整合的自我同一性而形成的自我建构、未解决创伤的影响、对他人或自己无意识的敌意——这些都会导致水平面之外的活动受限。这些都是整合缺失的例子。当我们与来访者一起工作时，我们感受到僵化或混乱的脉动，但在自身内在轮毂中，我们依然站在开放的水平面内，因此我们就不会身陷于衰竭或风暴中。在这个内在之地，我们会与来访者共同刺激大脑中神经元的活动和成长，促进分化并产生联结。假如来访者或我们自己无法将轮毂和轮辋进行区分，心理活动就容易维持在分化状态，缺乏联结，而一直滞留在整合状态。通过加强轮毂的力量，心理活动就有可能获得支持。我们就能辨认出哪些是"真实的"，使之得到维持和滋养；而那些"虚假的"也会被判断出来，它们就会如同池塘的涟漪那样消散。

真实是我们治疗中的好朋友。无论是治疗师还是来访者，寻找从过去到未来的连续性与真相都会导向疗愈，而整合状态也会随之而来。因此，指导原则就是：真相、连贯与整合是重叠的。即便在面对严重的创伤史之时，对记忆的整合也能释放出深层的活力。真相或许充满伤痛，但就个人生活而言，先前需要花费巨大精力去回避过往、不愿承认曾发生过的事件真相，而如今则能放松地"畅游"在事实之中，这会带来深切的自由感。

对中心轮毂、开放水平面以及如实接纳事物真相的观念进行反思之时，你或许会疑惑：那是不是意味着我们就只需盘腿坐着，进入某种禅定状态，什么都不做——接纳事物，无论那是什么，接纳本然状态？作为正念的心理治疗师，夸张点说，那是不是意味着"万事皆空"？不，完全不是。这个观点的意思是：当我们被困在心之海洋的海面上、被绑在觉知之轮的轮辋上（这两种说法只是同一概念的不同比喻方式），我们就会随海浪颠簸而在海面上失去重心或是在路面上打滑而后被碾碎（我知道这个轮子的比喻颇为奇怪），因此无法获得自由。当然，我们要生存，不可能一直处在开放的可能性水平面之内，缩进高地和峰值也都是必然的。就如我的同事 Jack Kornfield（2008）说的，我们还是要记得自己的社会保障号——也就是所谓的"激情之后，柴米油盐"。我们必须起床、选择早餐、刷牙，然后去工作。我们需要或然性高地和特定的峰值。然而，有时候，束缚性的适应模式会占据那些高地和峰值，把我们困在不良的行为模式中，使我们远离真相。但心智轮毂提供了一个稳固的根基，它不仅是（全然）存在的精髓，也是心理韧性和清明的基础。

　　一旦我们不再只对轮辋过度认同，我们就能看清真相，并获得协调一致的体验。我们的觉察之轮练习由此可以更深入地展开，使正知这只镜头变得更稳固，并观照内在经验世界。我们通过对轮毂与轮辋、觉察与觉察对象进行区分从而发展出意识整合。联结、开放、和谐、参与、接纳、鲜活、晓悟、悲悯和共情，这些感受是驾驭轮毂状态的主观体验。这些词汇字头的缩写正契合了统合感的核心*，这种主观体验恰是缘于生理层面的整合。从客观层面而言，该观点来自于对统合本身所做的数学分析（参见 Thagard，2000）。它建立在对我们复杂系统的整合功能产物进行研究的基础之上。通过统合，我们会感受到一种深刻的整合感——欢喜寂静。你只需聆听每一瞬间的和谐吟唱带给你的协调一致的感受。

　　觉察之轮的初步练习，仅是个开端，我们由此与一种核心心理体验——"内在圣殿"——建立联系。这个"内在圣殿"可以为治疗师和来访者提供相同的支持，它也是我们在疗愈之途中面面相对、敞开心扉的相遇之地。

---

* 联接（connected）、开放（open）、和谐（harmonious）、参与（engaged）、接纳（receptive）、鲜活（emergent）、晓悟（noetic）、悲悯（compassionate）、同理（empathic），这些感受的英文首字母恰好构成统合一词（coherence）。——译者注

第六章

三足鼎立

三足鼎立

当我们冒险潜入心之海洋去探索内在世界时，最初，我们的内在视角会动摇、会模糊不清甚至会令人难以承受。也许在上一章的练习中，你已有此感受。在接收轮辋向轮毂输入的信息之时，你或许会觉得它们是跳不停变动不甚清晰的。这并不令人讶异，很多人缺乏心智训练，因而无法让注意力保持稳定。讽刺的是，各种不同的学校教育似乎都希望我们能开发自己的心智，然而却并未传授任何方法让我们获得直接的发展：我们把事实和技能塞进孩童的大脑中，却从未把进行学习的心智作为教育重心，将其作为首要目标。要观察内心世界，我们就要通过所谓的"正知镜头"（mindsight lens）获得向内观察的能力，由此认识内在海洋。假如镜头有任何的不稳，我们拍出来的照片就会由于镜头没有得到固定而变得模糊。更深入地探讨心智镜头这一视觉化比喻，我们可以想象倘若有一副支撑正知镜头的三脚架，那么我们就会看得更深刻、更清晰。架稳正知镜头可以让我们看到平稳而清晰的图像，而非一团乱麻。在这种清明之下，我们才能更精细、更深入，带着更灵活的宁静感，来观察心智的细微层面。

我们可以把镜头的这副三脚架想象成支撑正知视野保持平衡的鼎立三足。如图 6.1 所示。它们是开放、客观、观照这三种基本的心理方法。从某种程度来说，三足鼎立赋予我们塑造轮毂的力量，因此意识与轮毂上的注意对象就得以区分开来。我们会对这三者逐一进行讨论，并探索在心智中培养它们的方法。这一塑造过程首要要从我们自身开始，由此我们才能巩固自己的正知镜头。继而，我们就能进入下一个重要阶段：将我们已然熟悉的这些技能传授给病人，使他们可以加强自身的正知能力。凡是适用于我们自身发展的正知技能训练，经过调整之后都可以直接传授给我们的来访者。通过这种方式，我们在治疗关系中的作用可以从保持正念存在这种间接却强有力的方式，转为在适当时机向病人传授正知技能的直接方式。

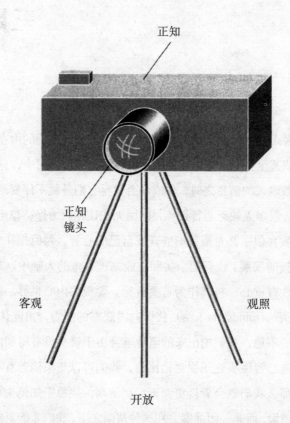

图 6.1　正知之三足鼎立。以开放、客观、观照三种途径稳固正知镜头，在清明、深刻及力量下观察并塑造内心世界。开放使我们可以接受事物的本然状态；客观让我们认识到觉察对象只是我们经验的构成元素之一，它并不能完全代表我们；观照则帮助我们保持一种观察者的姿态，注视着瞬息生灭的经验。

开放（性）

保持开放意味着我们要在自身之内培养出栖息于判断和期待表层之下的接纳状态。要达到并维持开放状态，我们就要监测自身内在的接纳状态——比方说，感觉我们何时会处于自动化状态，由于情绪扭曲了我们对他人的感知而迷失。当这种意识变得清晰，我们就不会责怪自己，而是对现状敞开心扉、接纳它、继而去转变它——假如我们选择这么做的话。这正是心智的调整作用。同理，假如我们是开放的，我们就能接纳自己的情绪阻抗状态，不会做出严苛的批评、被期待、愧疚与羞耻反应所吞没。这也许显得有些自相矛盾——接受某种也许会阻碍我们感知的情绪反应，同时又力图保持对他人的开放与接纳。然而，这正是挑战的核心所在。在情绪反应之后而在评判与期望之前，恰好栖息着一个开放的接纳空间，在此我们达到最接近事物的本然状态。这便是开放的可能性水平面，我们的旅程就是由此出发；这也是（全然）存在的实质，它的显现始于我们所塑造出的正知三足中的开放性。

想必你已经注意到，我们此前所进行的训练有利于我们运用开放性来稳固正知镜头。保持（全然）存在；接纳事物本然而非以我们之喜好将其改变；接纳当下所发生的一切，这些都是开放的不同层面，类似"初心"（beginner's mind）这一概念。我们努力摆脱这些自上而下、禁锢我们能力的束缚，接纳来自当下每个体验的自下而上的信息。

大脑基础

关于心理运作形式的现有研究表明，我们拥有至少两种表达现实的模式。一种是你正在经历的：书面或口头的语言表达模式。这些词汇是信息的数字压缩块，具有共通的语言学意义。然而词汇并不是事物本身。保持开放要求我们承认语言所能捕捉到现实实质的有限性。另一种模式则更直接，假如你愿意的话。我们可在想象模式下创造出对世界和自身的非语言表征，称为意象（参见 Kosslyn，2005）。这些意象可以是视觉层面的，但是也会包括任何感觉形式的表征——例如听觉、触觉、味觉、嗅觉。我们甚至会有身体意象——被当下的感知现实所填充的全身描绘图像。

比起更为建构化和概念化、由语言主导的词汇描绘，我们的意象描绘也许更接近于事物的本然状态。在大脑当中，与心理意象相关的神经元是某些信息碎片，它们用以代表或象征其自身之外的其他事物。即便是对于玫瑰花芳香的嗅觉意象，事实上也是对玫瑰花芳香的一种神经兴奋模式或心理感觉，并不是芳香本身。然而我们的想象模式也许与我们能接触到的玫瑰花本身同样贴切。

　　对垂直分布在大脑新皮层的六个层级进行概览有助于我们理解支持开放性的潜在神经元（见图 6.2；参见 Hawkins & Blackeslee，2004）。由下至上的数据从第 6 层移动至第 5 层再到第 4 层，与此同时，自上而下的既有知识信息流则从第 1 层到第 2 层再到第 3 层。实际上，自下而上与自上而下的信息流在第 4 层和第 3 层相互碰撞，这种交汇与我们当下的觉察有关。有关正念之脑的观点之一就是：我们修习技能，消除占主导地位、由上至下的信息流，为的是让自己带着更多清明去感受由下至上之流的重要性。甚至有人认为，与其说正念是沉浸在思维中，不如说是沉浸于感觉中更为确切。对我而言，正念有些许的不同——它让我们可以区分不同的觉察之流，继而将它们连接起来。保持正念就是进行彻底的整合。就这一点来说，感觉之流（与观察、思维或非概念性认知相反）是一种重要因素，使我们扎根于当下。从某些方面来看，直观的感觉流让我们深入此时此地这种自下而上的信息流。其他感觉之流诸如观察、建构性概念、认知之流也存在于当下，然而却不止属于当下，因此，更像是自上而下和自下而上之流不同程度的融合。

六层级皮质柱、自下而上和自上而下的信息流原理图

层	自上而下	自上而下占主导	自上而下
1	⇓	⇓⇓⇓	⇓
2	⇓	⇓⇓⇓	⇓
3	⇓	⇓⇓⇓	⇓
觉察	⇒ → ⇒ →	→ ⇒⇒⇒	⇒ → → → → →
4	↑	↑	↑ ↑ ↑ ↑ ↑
5	↑	↑	↑ ↑ ↑ ↑ ↑
6	↑	↑	↑ ↑ ↑ ↑ ↑
	自下而上	自下而上	自下而上占主导

图 6.2　源自感觉之流的信息从皮质底层"自下而上"由第 6 层、第 5 层到第 4 层。来自既定认知的信息被称做"自上而下"之流，则从第 1 层、第 2 层到第 3 层。觉察被认为是出现于这两股信息流的交汇处。在第一种情况下，自下而上之流与自上而下之流达到平衡，由此产生的觉察融合了这两股流动。在第二种情况下，自上而下的输入信息占主导地位，既有的预期和分类遮蔽了伴随着觉察进入的感觉之流。在第三种情况下，"此时此地"的感觉输入占主导地位，觉察成为对这种感觉之流的反馈。通过训练，加强当下的感觉体验这种自下而上之流，正念首先会使第 3 层与第 4 层获得解脱。

　　假如正念就是对事物的本然保持开放，那么，接受所有这些觉察之流就成为一个重要的起点。姑且就让我们把词汇和意象当做认识觉察背后机制的途径。

　　如果说一个词语是一个数字化表征（开—关、是—否、右—左），主要源自左半脑的神经兴奋，那么图像就可以被视为由右脑主导的类比表征。当我们离开可能性水平面时，便来到意象的主观领域；与此同时，也来到了神经兴奋模式的物理领域。前语言的含义是指它至少更接近事物的本然状态，因此是三足鼎立中的"开放"的重要组成部分。其中所透露的信息就是：保持开放需要我们放下语言以及其他自上而下的建构对我们觉察当下所产生的主导倾向。

　　现在，我要提供一些有趣的研究发现，它是来自某次比较神经解剖学大会上的资料。来自加州大学圣地亚哥分校的 Katerina 教授正在发表一项有关"心智进化的神经解剖学视角"（UCLA，2009.11）讲座。她谈到我们人类的大脑区域已经与我们的猿类兄弟们大相径庭了。其显著差异从三方面体现：①人类大脑的左右两半球已经进化得相互间更为独立；②在（人类）左右半脑中皆存在更多的交互神经元，它们会将各个分离区域连接起来；③与其他大脑皮层中细胞体占主导的状况不同，在喙部额叶（靠近）前额叶大部分区域的第 3 层：神经纤维网（用以连接各个细胞的髓鞘纤维）的数量明显要多。这些研究发现表明，我们确实拥有在解剖学上极为独立的左右半脑，然而在每一个半脑中却有着大量的交互连接。此外，从扩展的第三层区域我们可以推断，这种增多的神经纤维网揭示了我们怎样在同一水平中获得比"同源兄弟"更为丰富的信息流。事实上，有关人类遗产——尤其在进入青春期之后——的观点之一便是：自上而下的皮质流占据主导地位，使我们无法全然而自在地活在此时此地。

第三层有助于推动自下而上与自上而下之流的汇合。我们可以想象，假如在这个区域存在更多的髓鞘纤维，也就意味着这两股数据流在这个重要接合处会出现更多的信息运作。这个研究发现很有意思：我们立意修习正念，以便从自上而下的囚禁中解脱出来。照此观点来看，我们继承而来的创造性皮质层这种概念建构性综合体反而成了负担。也许我们的人类遗产使我们得以在第 3 层上进行工作，将信息输入之流释放出来，从而获得对体验的理解。对错综复杂的大脑来说，这既是机遇也是负担——这也是我们为何需要通过心理训练来将自己从皮质中解脱出来的原因；皮质这一精妙装置禁锢了我们，使我们很难活在当下，使我们告别了孩童时期，进入成人关注的内部对话。

我知道自己会开始从舞蹈和音乐中寻找庇护，以便从皮质轰炸下的忙碌生活中得到放松。跟随音乐之流舞动身体是我所钟爱的释放。之后我们将会看到，音乐实际上是极具整合性的：乐曲广泛地连接了皮质上各自独立的区域，与其同时，节奏则将身体和头部的大脑适当地连接起来（参见 Levitin，2008）。

音乐也许是我们所拥有的最能直接表达内心想法的神经语言。在体验音乐时起时落的能量之时，我们大脑中的神经交响乐和主观生命的心语都找到了向外界表达的方式。我忆起与密友——已故诗人兼哲学家 John O'Donohue 之间某次美妙生动的讨论：有关语言"恰如其分"地表达事物的局限性本质。约翰是一位音乐酷爱者，他本人更如同一首行走的诗歌，他同意散文中语言的局限性，然而热烈地坚持诗歌中语言的独特用途。他告诉我，诗歌中的语言除了其自身，并不代表其他任何东西——它们就是它们本身。没有多，也没有少。即便我们本身并不是诗人，我们也能深切地倾听诗歌，并且每一个人都能够欣赏诗歌所唤起的直观感觉体验。约翰和我曾共同研究过一个项目，探索整合性诗歌何以在脑中时只是其本身，却在"我们之间的空间中"扮演起连接彼此的桥梁。

约翰过去常说，他喜欢像河流一样的生活，顺着自身演变的惊奇旅程漂流而下。有时候，我会在脑中复述这些话语，有时候会说出声。也许因为约翰已经过世了，又或许因为他是如此棒的朋友，这些话语在我心中交织重叠，最终在我自己心中似乎也流淌着这样一条河流。生命是如此珍贵，而又如此脆弱。如果你爱的人死去，你的心便再也不会如初。约翰也曾说过，在他成为天主教神父，学习哲学，作为盖尔语神秘主义导师及终生学员之后的多年里，仍然被一件事情所困扰，那就是：时间就像流沙，无论他做了什么，他都无法阻止时间从指缝间溜走。随着充满不确定性的生命河流自由流动；接纳一切事物都是无常的；生命本身如同沙漏一般有限，诸如此类的问题都是时间整合的基本组成部分。从许多方面来说，对于约翰的任何面貌、他如今在我生命中扮演的任何角色——甚至，我们的心和脑如何以追踪生命时光作为中心的这类存在性问题，我都已然能敞开心扉，泰然以对。

开放性是对不确定性的接纳，亦是迎接可能性水平面进入意识世界的通道。我们尊重建构性概念和话语的贡献，同时也让自己回到水平面之内，以便使新的可能性得以产生。保持开放让我们可以栖息在生命之河的流动中，无论它自身的变化将载着我们去往何处。

正知技能

让我们重新回到基础的觉察之轮练习。请坐直，当你的身体找到自然的状态后，让周围的声音进入觉察之中。让意识融入呼吸之流，吸入、呼出，它会找到自己的自然韵律。让我们花片刻时间，让自己融入吐纳之流，进进出出。（我现在也需要这么做。）现在，让意识停留在轮毂中，让呼吸隐入背景。和呼吸觉察练习不同，我们现在要邀请当下涌现的一切进入轮毂之中，正如我们在上一章的心智觉察训练中所进行的。留意意识领域中涌现的任何事物，而你仅仅只是安坐着，全盘接纳。无论产生任何感受、意象、情感、思维；无论出现任何外在的感知、记忆、愿望或忧虑，就让它们如同池塘中的涟漪一般，生起，湮灭。

这就是开放。栖息在轮毂中，知道在这个稳固之地、这个内在清明圣殿，你可以迎接轮辋上生起的一切进入你的世界之中。而这正如我们所看到的是（全然）存在的实质所在。这便是正知三足之开放。

客观（性）

一旦我们不再认为心理活动完全等同于我们本身，我们就获得了客观性，这是观察不断进出意识剧场的心理进程所必需的。某个想法或某种感觉并不能定义我们——它们仅仅是当前这一时刻的心理活动。我们不必担心这些究竟是自上而下，还是自下而上的。在客观之下，我们从内心的轮毂中感受到意识中的任何体验都仅是那个瞬间之物。这就好比我们可以在水平面内感受到峰值随着时间推移而出现、消逝，却不会以此来定义自己。

这种区分觉察和关注内容的力量让我们得以将轮毂和轮辋进行分化。这是正念禅修的重心。这种分辨力拥有潜能，可以将我们从自动化状态中解放出来。发展出鼎立三足的这一足让我们可以"安坐于"前额皮质中，只需注视着其他大量神经区域中各种不同组合的启动。感受这些活动，却不将其当做我们本身，这是客观性的核心所在。

大脑基础

对不同的觉察之流（乃至觉察本身与觉察对象）的区分能力进行巩固，这是客观性的核心神经元能力。任何人都无法确切地知晓这是如何发生的。然而，从之前的研究中我们确实了解到，基础的正念训练使大脑可以分辨这些不同的心理活动形式（参见 Farb et al., 2007）；以及对整合不同流动的探讨（Siegel, 2007b）。举例来说，修习内在觉察、让自己栖息于心智轮毂中，这些都使我们有能力去分辨进入的感觉与基于叙述的自我关注。我们可以猜想这种内部认知是正知的精炼形式，而且这也是正知训练力求达到的实质。进一步来说，正知可被视为区分不同心理活动的方法——这种能力有赖于其对应的生理结构：中部前额回路，它具有监测、调整内部能量信息流的功能。而对自己和他人的心理体验做出反馈的内侧前额区域对其来说尤其重要。正如我们之前在有关位于前扣带回和前脑岛的自我意识和冯·艾克诺默神经元（纺锤形细胞）的探讨所提及的，这两个中部区域很可能都与自我觉察有关。这就如同想象：能量流对自我体验（不仅是心理活动，还包括对心理活动的感觉）进行内在意象的神经元地图建构之时，从这些中部区域流淌而过。这恰是正知区别于心理之处。

正如 Endel Tulving 及其同事所证实的（参见 Tulving, 1993），眶皮层区域对自主意识也同样关键，因为它创造出了我们的"心理时间之旅"，过去、现在和想象中的未来在此可以相互关联。让我们再次想象一下，当能量之流以神经兴奋模式出现在这个区域中，描绘出过去、现在及将来的自我认知意识地图时，会把广大的隔离空间及其间的神经兴奋模式结合起来。我们已经对中部前额皮层各区域做出了定义。眶皮层、内侧、扣带回、腹外侧（包括前脑岛在内）区域在客观性和自我意识中各自在起作用。（你可以看到为何将这个充满正知的区域称做前额中部区域会更有效。当我们更具正念时，这个区域就会得到激活与强化。）

让我在此对一个观点进行详细的阐述。有人认为正念主要由中部前额区域来完成，即沉浸在自下而上的感觉之流中并关闭自上而下的叙述性对话。在这种构想中，将正念当成增强中部前额功能的途径便毫无意义，还不如学会如何关闭这些功能。我并不赞同这个观点——无论是从科学还是从正念的临床应用角度来说。请允许我通过一个例子来向你进行详细的阐述。我曾经遇到过一个病人，他告诉我，他进行了将近 10 年的正念修习。在他开始治疗之初，他拒绝和我一起去探索童年记忆。"因为那就不是活在当下了。"我向他解释，一个人可以伴随着过去记忆的意象而活在当下，并且通过反思，对那个时期的神经兴奋模式做出理解。我告诉他，这种正念的记忆方式会让当前的感觉体验和叙述之流参与进来，从而获得对生命的理解。毕竟，有关依恋的科学研究证实情况确实如此。经过一阵抗拒之后，他同意尝试。你可以想象我们所发现的：骇人的过往所带来的伤痛世界。他的禅修之旅其实是在精神上绕开了他不愿回首的过往。在这个情况下，通过树立起正念只是对此时此地的感觉输入这种观点，他找到一个躲避记忆的藏身之处。接纳有关正念的广泛视野——对个人生命中的一切意识之流均保持（全然）存在，我们的工作开启了他对自身经验的整合。他在治疗中的表现很出色，他在与我安全的关系中自在地探索过去，使他得以面对早期那些可怕的恶魔，并做好了准备去拥抱过去、现在或将来发生的任何事情。他现在获得了解脱，以全新的活力和众多开放的可能性去开创新生命。

正知技能

在先前心智觉察训练中，我们栖息于轮毂中，允许任何轮辋上的活动涌现。我们不仅通过这个"开放地监测"练习发展了鼎立三足中的开放性，同时，通过对轮毂和轮辋的区分培养了我们的客观性。清晰地区分觉察本身和注意目标有益于客观性的增强。

想要培养至关重要的客观之足，身体扫描将是个颇有助益的练习。正如第二章所示，我们从一个身体部位到另一个身体部位，就能在觉察轮毂之中，透过第六感体验轮辋上不同的地方。从许多方面来说，这有助于我们对自身的身体感觉，同时哪怕周遍全身，我们也能直接体验客观轮毂——感觉输入的中心接收器——是处于怎样的状态。我们可以通过行禅，来关注脚底或小腿的感觉。走二十步左右，然后慢慢地转过身，回到相反方向，将对双脚和小腿的关注纳入觉察之中。当心绪溜走时，愉悦而温柔地回到对双脚和小腿的关注上。一步步地，你会训练出"心智肌肉"，专注于行走的感觉、留意到分神、回到专注力之上，周而复始。无论是身体扫描还是行禅，皆能加强你的心智轮毂，目的在于跟轮辋上的特定对象进行对话。假如操作适当，这种客观性会让我们更好地感受觉察的能量、沉浸在每个当下的感觉之流中。

然而，倘若客观性发展到另一个极端，也会带来风险。在这里，我想提到的相当重要的一点是，这种辨识力假如被误用，就会变成一种解离形态，正如某些个体会将自己与其自身丰富的内心世界隔开。例如在身体扫描中，有些人会注意到自己对某个身体部位的觉察，然而事实上却无法感受到身体本身发出的自下而上的感觉输入。假如无法在作为体验者的同时兼顾对体验的觉察，而仅仅是对生命保持客观，那么终将导致分裂的状态。这种疏远会成为阻碍情感的防御——另一种形式的"精神绕道"。在这种状态下，人们会从生活中逃离，而不是带着辨识力更全然地参与生活。认识到保持正念被误用的各种细微的情况，这是非常重要的。

想要避免把客观性当做麻痹性防御来使用，正念就应该始于并始终根植于感觉体验中。对生活保持客观也是一种平衡——有时候，人们需要刻意悬置，以便进入生活之流。

这一探讨带领我们来到了三足鼎立的第三足：观照。

观照（性）

一旦我们拥有观察者的姿态，注视着进行中的心理活动甚或自身的觉察能量，那么，我们就是在观照着心智之流以及自我感的出现。然而，是谁在观察？假如我们可以接纳心理活动的产生（开放性）并且将其与意识及自身的认同进行区分（客观性），那么，究竟我们内在还有什么能让我们了解到"有人"正在经历这整个过程（观照性）？现在，叙述者要粉墨登场了。

大脑基础

对人类生命演化进程的研究发现，我们是讲故事的生物。我们甚至可以称自己为智人叙述者（homo sapiens sapiens narrativatas）——是了解我们所知之事并把它作为故事讲出来的人。即便是儿童早期，我们就开始叙述自己的生活（参见 Nelson, 1989）。消化日常事件、将之与先前的经验及当前的感觉输入交织起来、套上清晰而富有创造性的意象，我们的叙述心智对内在神经剧本进行诠释，并生成外在表达。在生理层面，我们叙述故事的大脑拥有独特的配置。在我们的左半脑中——如在第三章中所看到的，存在着想要将我们经历过或看到的事件描述成线性的、符合逻辑的、语言性的故事的驱动力。然而，在我们的右半脑中，存在着以跨时间自我的自传式意象为主的记忆表征。我们可以认为正是这种张力塑造了横向整合的推动力，由此创造出自身经验的各种故事情节。对记忆、情绪及当前感觉体验的整合在快速眼动睡眠状态下被唤醒了，而这也许就是梦的神经驱动力。

你也许会从这个观点中猜到：叙述者对应的神经是坐落在左半脑中。这无疑会被 Micheal Gazzaniga（1998）认同。有意思的是，Ruth Baer 及其同事（2006）有关正念特质的研究也表明：观照（性）是那些进行正统正念修习者所特有的，然而它交织于其他 4 种因素（不做判断、不做反应、在觉察下行动、用语言标识及描述内心世界的能力）之中。此外，Richard Davidson 及其同事（2003）经过反复的研究发现：使用正念减压课程中的正念训练后，出现了左移现象（参见 Kabat-Zinn，1991；Davidson & Kabat-Zinn，2004）。左移包括了脑电活动的方向从"退缩"转变为"迎接"状态，这可被视作心理韧性的神经信号。

将这一切结合起来，我们就可以看到：正念包括了对个人生活由内而外的叙述能力，以及位于前额的左部偏移——这使人得以迎接而非躲避困难情境。爱"自言自语"的儿童也显示出更多的心理韧性——这也许有赖于略为疏远的左脑对当前的生活感觉与体验的评论之力，而感觉与体验也许更多地受右脑的直接控制。此外，Mary Main 和 Eric Hesse 有关成人依恋访谈的对话也表明，成人连贯叙述的独立样本测量结果跟正念特质有着极佳的对应关系。这种情况下，有关自我生命意义的连贯故事讲述能力也许与保持正念的能力直接相关。因此，总体来说，与正念有关的某些东西让我们可以整合记忆并理解自身生命：我们迎接而非躲避、我们"体察认识以便驯服"，如此一来，通过皮质命名的方式减少了皮质下神经兴奋（参见 Cresswell，Eisenberger，& Lieberman，2007）。我们在此会看到独立区域的部分重叠（称为"一致性过程"——参见 Wilson，1998），在其中，观照性会成为坚韧之心强有力的一面。

正知技能

我们再次回到觉察之轮的训练，这次专注于对轮子整体的觉察。首先，我们对轮辋保持开放。接着，保持客观，在身体扫描中区分轮辋上涌现活动和轮毂。现在，我们可以对这个整体过程保持观照。

做好准备，让你的身体进入自然状态，让呼吸找到自然的节奏。现在，将呼吸作为最初的关注焦点，融入吐纳之流。

接下来，在"轮辋审查"中将轮辋作为关注焦点。首先，把前五感中的感觉带进来——觉察声音、穿透眼皮的光亮、皮肤与衣服及所坐之处的触觉、房间里的气味、嘴里的味道。让这五感充盈在意识之中，正如你为从轮毂到轮辋的首个扇区装上轮辐。

现在，把身体作为关注点。让第六感充盈着你，例如双腿上骨骼与肌肉之间张力的直观感受……双手上的直观感受……脸上的直观感受。现在，把注意力移到躯干内部的感觉上。把胸腔中心纳入觉察之内，并且让注意力聚焦于其上。你也许会注意到心脏的跳动和围绕着你的呼吸韵律，后者正是生命一如既往之韵律。现在，让肺进入觉察领域，感受胸部的扩张和腹部的起伏。这是生命的节拍和平衡。现在，让内脏带着感觉信息进入觉察范围，无论出现何种内脏感觉，都让它充盈着你。这就是第六感中的内脏感觉——内感受。

现在让身体的意象隐入背景，你为轮辋上的这一扇区装上轮辐，允许任何想法和影像、情感和记忆从第七感心理活动中浮现出来。从这个内在领域产生的一切，就让它出现。也许你会感觉到措辞思维，亦或是视觉和听觉意象。这些心理活动可能是稳定而持久的，亦或是翻腾而短暂的。无论从这第七感中涌现的是什么，只需让它进入我们的觉察之中。

现在，让注意力移到下一种感觉上——第八关系感觉（the eighth relational sense）。在轮辋的这一扇区中，你会发现与身体自我以外的事物之间的关联感。那些我们熟识之人、我们素未谋面的人乃至很久以前曾出现过或此后将出现在我们生命中的人或事，我们都与之有关。或许，远在我们出生之前，又或者这些肉身从地球上消逝许久之后的人和事，我们还能感受到与其之间的关联。你甚至有可能感觉到在时间长河中跟整个星球的生命之流之间的联结。这就是你的关系感。只需让这第八感充盈你。

这就是"轮辋觉察"的心智之旅。邀请轮辋上的一切感觉进入觉察之中。现在，将开放、客观和观照这三足结合起来，我们会继续探索"心智空间"。让我们回到第七感，观照从心理活动中产生的一切。现在，我们一起来注意念头、情感或记忆最初是怎样进入你的觉察之中的。它是突然出现还是逐渐显现的？它是怎样持续存在的？试试看你是否可以观察到它是怎样从你的觉察中离去的。只需留意这些心理活动——轮辋上的这些点——以及它们如何在觉察中出现、存在并消逝的。

假如你觉得已经无法更深入地继续这个观照练习，那么，现在就让我们转到心理活动的空隙中。试试看你是否能让心理活动退居幕后；取而代之，对心理活动之间的空间加以关注。念头之间是什么？记忆和意象之间有什么？你观察到了心理空间的本质是什么？心理活动正是产生于这个空间。让这"两者之间"的空间充盈在你的心中。

对许多人来说，比较适合在此处停下来稍作休息，让自己回到呼吸上。你已探索过心理活动甚至其间的空间的实质了。从某种程度看来，这就是我们对激活峰值以及处于峰值之间的或然性高地加以留意的方式。也许你想休息一会儿再继续进入下一阶段——就让这个体验与你再待一会儿。无论什么时候，当你做好准备，你就能继续下一阶段的觉察之轮练习。

找到自己的呼吸，融入呼吸之流，吸气、呼气，保持一会儿。想象你正栖息于轮毂之中，清楚地知道你可以把轮辋上的一切：外在世界的前五感、身体的第六感、心理活动的第七感乃至与大千世界广泛相联的第八关系感都带入觉察之中。

现在，我们会进入对轮毂本身的觉察中。

当你让这些不同的轮辋感觉退居其次时，我们的注意转向觉察本身，把轮毂感觉带到前景中。只需让自己停留在对这个清明和宁静的空旷中心的觉察中。当你觉察到觉察本身，感受一下这种感觉。不要着急，慢慢来。就让觉察栖息在心智的广阔轮毂中。

现在你可以重新回到呼吸上，融入吐纳之流。假如你想在这儿打住，可以这么做。让双眼睁开，只需停留在那一刻的体验之中。对有些人来说，要觉察轮毂本身，难度相当大，有时候会很挫败。对其他人而言，觉察轮毂本身的体验是种心智开放体验。无论当下你处于哪种状态，只要你继续进行这种自我认识的训练，日后对觉察之轮练习的这部分探索便能更加深入。

当你做好准备，这里还有另一个圆满之轮（global wheel）的练习。它可以帮助你把清明感带入轮子和我们的观照感之间的关联中。

将你自己带回觉察之轮的内部焦点中，试试看你是否能找到体验的整体感。你会感觉到轮辋、轮毂、轮子的整体，只需觉察你自身的完整、你和自己的联结、与肉身定义的"你"之外的其他事物之间的关联感。这种对自身经验的整体觉察创生出一个"你"，这个人可以描述你在时间维度上的旅程。有时，你可能会沉浸在轮辋的某个特定点上：一种情感、一串记忆、一个念头、一种身体感受、一种来自外在世界的知觉。你也会感觉到整体经验的圆满感，这会让你获得对自身生活的叙述能力，并以清明和洞见来观照于当下的体验。作为事件的记录者和生命之船的船长，这个叙述者同时扮演着观察者和作者的重要角色。品味叙述者的中心状态、生命的完满、经验的丰富多彩，这里就是你的叙述重心——生命的体验者与观察者直面之处，你的内在海洋的中心。

清晰地注视，整合我们的生命

在稳定的正知镜头下，我们能获得更深刻、更清晰的视野，继而对内在世界进行更为精细的观察。伴随着开放、客观和观照，我们的正知镜头更加稳固、我们向内专注的能力更加敏锐。建立正知的这三个基石如同在健身房里以均衡的方式进行锻炼。我们不能只锻炼我们的双腿却忽视双臂、腹部和背部的肌肉。我们会进行整体训练来强健我们的体魄以便穿越生命之河。正知之三足加强了我们对丰富内心世界的监测和转变能力。

心智的健康发展离不开内心世界的整合。一旦我们接纳了这种观点，我们就会明白强化正知镜头是至关重要的，它能鉴别出我们何时会处于混乱或僵化状态。此外，我们也能弄清楚生命中的哪些因素尚未得到分化或连接，从而在生活中推进这些整合元素。

对我们的病人而言，基础的觉察之轮练习将是个强有力的系统体验。经过训练，病人先前混乱或僵化的生命会发生转变，充满开放的可能性。通过觉察之轮的比喻来感受内心世界，这种反省技能会赋予人们力量，使之获得开放、客观和观照。这种方式曾经深深地打动我。学会栖息在轮毂中，如此一来，来自不同背景的个体将学会更稳定地注视自身的内心海洋，于是，他们的生活就能产生极大的变化。我们从自身的内在改变开始，启程出发，而后，我们做好准备向别人传授这些技能。最终我们会问，当我们向内观照的时候，我们究竟感受到了什么？为了回答这个重要的问题，我们将会重返心智、大脑和关系三角的中心。

第七章

三觉知

三觉知

开放、客观、观照三足稳固了正知镜头，于是，我们就能以全然不同的深度和清晰度来看待现实。透过这种对内心世界的敏锐感知，生命中能量和信息流动的方式便昭然若揭。正如前言中简要提及的，我们会建构出幸福三境的概念（详见图 7.1），它由心智、关系和大脑三点构成。如今，我们要深入探索这个三角形的实质，弄清楚对此的清晰观察如何赋予我们能量，让我们更精确地监测自身的内心世界并更敏于改变它们。就是这样，正知使我们更擅于有力而灵活地进行调控——致力于监测与改变。

看到能量与信息流的概念，最初会让人觉得尴尬，甚至，对有些人来说显得很怪异。我的密友们和心理健康领域的同仁们都曾劝我放弃能量信息流这个话题，使用其他"界面更友好"的术语来取而代之。例如情感、认知或感觉。有些人不喜欢能量这个词，这会提醒他们我来自加利福尼亚，因而觉得有故弄玄虚之嫌。另外一些人喜欢能量这个概念，却被信息一词冒犯到——觉得它过分科学或技术性。假如能量与信息都无法成为令人满意的核心概念、本质实体，那么精神生活的基本元素又该是什么呢？我们可以加入"关联感"或"意义感"，此外还有"觉察"和"意识"。我们的心中充盈着这些，甚或更多：我们的精神生活是如此丰富而多彩。然而，当我提出要聚焦于能量和信息流之时，我并不打算含糊其辞——我们可以将它们视为原点、一种无法再进一步分解的基本体验。我听到这些担忧，甚至有人声称心智压根不应该被定义。对于这些观点，我非常开放。然而，我把心智的核心层面定义为一种调节能量和信息之流的表征与关系过程。这种定义方式具有强有力的寓意及有益的应用性。我希望大家也能够发现。

当能量和信息从我们的体验、神经系统以及我们相互间的关联中流淌而过时，学会追踪其实体将有助于改善我们的生活。这是三觉知的核心所在：我们追踪穿过心智、大脑和关系三境的能量和信息之流。这三者皆是我们主观与物质世界的真实面。

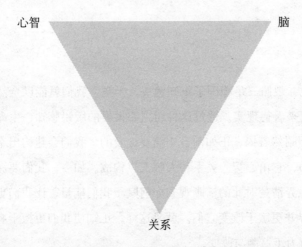

图 7.1 幸福三境。研究结果表明，整合带来的和谐包括共情关系、心智统合、整合之脑。脑是广泛分布于全身的神经系统中的能量和信息的流动机制；关系是对这一流动的共享；心智则是对能量和信息之流进行调节的表征与关系过程。

假如视力造就了视野，那么，正知则造就了三觉知。三觉知是我们感知幸福三境中能量和信息流动的方式。当它穿过整个神经系统（大脑作为流动的机制）；当它得到监测和改变（心智作为调控的方式）；当它在人与人之间得到交流（关系作为共享），我们便感知到这种流动。这不只是能量和信息之流的三角，也是幸福三角，因此三觉知是我们感知自身整合状态的途径，让我们之后从混乱或僵化系统转向整合的和谐之流。这个三角包括了整合的大脑、富有共情的关系以及连贯而坚韧的心灵。

大脑基础

三觉知是一种感知能力，可以经由练习得到加强。从许多方面来看，三觉知是治疗师和来访者共同探索内在世界所采用的核心技能。有些人从家庭中获得良好的正念技能。在他们成长过程中的性格形成期，其内心世界得到了精确反馈，中部前额整合纤维得到发展，这在早年便为其构建正知地图埋下良好的伏笔。你也许会怀疑，假如正知可以隐含在这些观念中，那么又何须另外再使用一个新的词汇？你可以告诉我，身为专业人士，你是否觉得这个词是有所助益的——对于放弃它，我同样保持开放的态度。然而，对我以及我的学生而言，当我们深入讨论正知的临床意义时，将"注视三角之中的能量和信息之流"这一观点作为独立术语很有帮助。换句话说，正知是个宽泛的概念，涉及我们如何看待并塑造自身与他人的内在世界，我们所说的三觉知也包括在内。三觉知是正知的一个层面，是感受心智、大脑和关系中的能量和信息流的特殊感知力。

正知在近25年的临床实践中相当有成效。这期间，出现了大批科学文献，例如：心智理论（theory of mind）、心语（mentalese）、将心比心（mind-mindedness）、反馈功能（reflective function）和心理化（mentalization）（参见 Peter Fonagy 的研究，尤其是 Allen, Fonagy, & Bateman, 2008）。然而，在这些出色的研究术语中，没有任何一个抓住了正知的核心实质——对能量和信息之流进行监测和调整，使之迈向整合状态。这些术语亦没有涉及我们怎样通过一个统合框架——能量和信息之流，来审视心理、大脑和关系。因此，正知在临床工作中获得了一席之地：帮助人们发展出这些调节内心世界的重要方法，使之更有效地朝向健康和整合迈进。

也许我们并不需要三觉知这个新术语。不过，现在还是让我们先试试看，使用这个描述正知核心维度的特定概念，尤其是我们在幸福三境中觉知能量和信息流的方法会是怎样的情况。当三觉知把幸福三境带到心灵跟前，我们通过正知进行思索：我们审查神经回路、关系体验以及对能量和信息之流做出调节的监测与改变的因素。三觉知使正知的感知过程完全聚焦在人类经验的这些重要原点之上。

对某种技能的重复训练会在大脑中激活神经回路，如此一来，我们就能将所有的感知内容描绘成地图。假设我正在学习打网球，我就要创建球场的物理地图，以及将球拍作为手臂的延伸内嵌到身体感受中的身体地图上（参见 Blakeslee & Blakeslee，2007）。假如我要学乐器，同样地，我要加强手指在小提琴或钢琴上的手指地图，以及对声音的听觉地图。研究还发现，通过想象自己弹奏某个音阶所创建的神经结构，跟我真实地用手在钢琴上弹奏这些音阶所建构而来的相同（参见 Doidge，2007）。有意思的是，有关自由即兴爵士乐的研究发现，比起演奏预先记好的乐谱内容，即兴表演时我们对中部前额区域的使用远远超过前者。这表明跟机械背诵乐谱相比，即兴表演要求我们与自身内在世界保持更高的一致性。

三觉知同样涉及对类似神经区域的激活，以便让我们感知自身（在大脑层面）和我们之间（我们的关系中）的能量和信息之流。我们甚至会感知到我们是如何监测并改变这个流动的（在心理层面）。在这种三觉知的视角之下，我们获得了新的力量，借助正知使能量和信息之流得到整合、使生命获得幸福。

然而，大脑如何实现？感知能量之流究竟意味着什么？信息之流究竟意味着什么？而我们又如何分辨这两者？这要紧吗？有关这些大脑基础问题的客观答案仍在探索中，而要获得有关于此的经验性见地，我们就要进一步锻造正知技能，深入到现实水平面的主观层面之中。

正知技能

我们所进行的技能训练增强了我们的能力，有利于塑造出开放、客观和观照的鼎立三足。而我们培养出稳定的正知镜头后，我们看到的究竟是什么？你在心智轮毂注视到的、在轮辋上涌现的又是什么？由此，我们的讨论可以进行得非常深入——所以抓紧你的帽子吧。你也许会说："哦，我看到了感觉和念头。就是这样。"当然，如果这是你看到的，那么它就是你的体验。很好。但是，倘若你选择了心灵视野的不同层面，或许换一个词汇，不那么轻易就陷到自上而下的既有定义中，你就会发现你的感知改变了。试想一下，在月亮升起之前，你抬头仰望万里无云的夜空会是什么样子。假如你正好外出，到了灯火闪烁的都市中，你的视线就会习惯强光。实际上，就像在日光下一样，特定的受体细胞、视网膜上的视杆细胞和视锥细胞，经过调整会适应大量光子的照射。因此，你就能看清楚物体的各种细枝末节。这就是我们所说的昼视力。

　　现在想象在没有月亮的夜晚你正在户外，比如说，在海边悠闲漫步。（我曾在《正念之脑》中描述过这个旅程，那是我第一次在奥勒冈遇见 John O'Donohue。）假如你的眼睛适应了周遭一片漆黑的世界中正明显减小的光子照射密度，边缘视觉的视杆细胞就会变得更敏感。在昼视觉下，它们处于关闭状态，而更重要的视锥细胞就会让人感知到色视觉和强光下的细节。然而，现在你要调整感知。从高度集中状态放松下来，让微光落在眼睛后方的视网膜上，受其控制的视杆受体从白天的沉睡中苏醒过来。现在邀请夜视力将这个世界绘入你的感知。

　　之前看上去漆黑一片的天空，当夜视力出现后，充盈着来自遥远宇宙中的闪烁星光。然而，那些星星一直都在那里。这些星星甚至在白天就已经存在——却因为太阳的眩光盖过了你的夜视力，而日光流更为强烈的数据抹去了你对星星的感知。到了夜晚，当夜视力开始在我们的生活中活动，突然之间，一个完全崭新的感知世界出现了。当你感知到这些星星的时候，你也许能推断出你现在正感受的能量之流不仅来自亿万公里之外，而且来自跨越银河系的完全不同的时空。有时，星星看上去极微弱，而有时，当你把眼光略微移开一点，它们反而变得更强烈。当你放松视野，不用费力地盯着东西看，而只是让你的整个视野轻柔地接收黑白光线并把它呈现在你的意识之中，一个全新的世界就出现了。你甚至会看到流星。

　　如今，漆黑的海滩甚至也变得有光亮，你能看见时起时落的海浪拍打着你的双脚。令人惊奇的是，之前你深信不移地认为那是听得到却看不见的惊涛骇浪，如今却是你眼前这轻柔起伏的水波，在夜晚召唤你前去冲浪。

　　正知和三觉知也是如此。正知可以加强我们的敏感性，让我们看清楚这个催生行为的精妙世界。白天在海滩上是件惬意的事，我们可以在阳光下嬉闹、在海里戏水。潜入这些海浪之中也是件很棒的事情，可以漂浮在更为深邃的海面上。认知与情感、意识与思维，这些都是能量和信息流的巨大汇集。现在，我们潜入水面之下，就开始感知到它们。同时，也能感觉到我们内心世界夜视力的这些重要层面。它们是能量和信息的细微流动；是位于我们主观世界中心的内部运动模式。与物质表层的行为和世界物理元素相比，这种能量和信息之流具有相同的真实性，却有着不同的构造。正知使我们可以感受到这些位于认知和情感中心细微的能量和信息之流；三觉知则让我们得以通过更为精细的能力去侦测并感知心理活动之外、位于更深处的核心实质。于是，我们就能觉察到能量和信息之流是第八感觉的基石。

如果你现在即刻做一次轮辋扫描，就像上一章介绍的那样。试试看你是否能感觉到某种流动感。第一次进行这个练习时，我们把关注点放在分辨不同的感觉上。现在，在这个训练中，我们会专注于变化的本质。对于从轮辋上生起并进入觉察中的一切事物，你只需注意它在心智之眼——轮毂中的呈现。随着时间流逝，留意轮辋上的元素怎样维持原状或移动。它是怎样变化的？不要费心去想究竟要把显现的东西命名为能量、信息还是其他任何实体。只需让你的心保持开放、感觉不断变化着的某物——它是变化的、流动的。

在轮毂与前五感这个轮辋扇区之间装上辐条，注意听觉和视觉、味觉和嗅觉、皮肤和衣服或椅子之间的触觉。它们都会带来某种东西的流动感，某物在移动、转替、变化。现在给第六感装上辐条，让身体内部世界的一切进入觉察之中。完全沉浸其中。你注意到了什么？这个感觉领域随着时间发生了怎样的变化？有什么东西出现、增强、减弱、驱散、消逝？现在，继续往外给第七感装上辐条，把心理活动中的思维和情感、记忆和认知，统统带入轮毂中。久而久之，这些"某种聚集"是怎样交替、转变的？有什么东西是固定、不变、不动的？假如你愿意（对有些人而言，在最开始的时候，这不像其他感觉那么容易接近），为第八感觉装上辐条，把你与"自我"之外的事物相关联的"某物"带入觉察之中。此时，你注意到了什么？随着时间推移，这些觉察中的元素发生了怎样的改变？一旦感觉第八感像是流动的"某物"，便意味着我们对相互连接深层本质的感知。"你"和"我"之间的界限变得模糊；我们之间的高墙訇然倒下；完全孤立的自我概念开始消融。这并不是心智玩弄的把戏，而是自身能力的提炼，由此感知到隐藏于现实表层之下更为深邃之地，又或许是建构于皮质内的特性。

通常，我们中的多数人会从这个轮辋观照练习中看清：心智中没有任何固定不变的东西。我们已经学会区分轮毂和轮辋以及轮辋上不同的感觉。现在，我们要探索无常的本质——时间之河如何带着万物向前流逝。一切都是无法预计的，一切都是不断变化的。而无物（nothing）、万物（everything）和某物（something）中的"物"（-things）指的是什么？我们在觉察中所体验的究竟又是什么？

很多人告诉过我，他们无法理解能量和信息这个概念。即便已通过各种不同形式表达出能量是"产生某种行为的能力"这样的定义，许多人——包括物理学家在内——还是难以对能量下定论。对有些人来说，能量只是一些"新纪元"之说，对他们而言，毫无意义。然而，能量是世界的真实属性。一切研究客观物质世界的科学分支都在使用能量这一概念。此外，能量也是我们精神世界的基础组成部分。从主观觉察的观点来看，能量带着一种生命力之感；它随着时间变化；它是流动的。能量的物理内涵是"做某事的能力"。无论它指的是移动一座山或是思考一个想法。能量使运动得以产生，甚至物质终究也是凝固的能量。（记得能量等于质量乘以光速的平方吗？）

某种程度上，我们可以说，万物皆是能量。一些能量团更有可能出现——例如石头或铅笔——它们更可能就以其既定的形态存在，比如岩石或含铅的书写工具。然而，情感是什么样的？腹部的饱胀感、心中的孤独感、脑中的兴奋感又是什么样的？这些情绪、这些主观生命的具有特定结构的内在色彩又是什么？充满能量的电驱力促使我们移动、唤醒运动。请注意，在运动推动力背后，被推动的即为"信息"。我们已经看到，信息的定义是：它代表了他物而非自身。正如"词语"一词。词语究竟是什么？一旦深入到信息元素中，你会发现，在表征之外传达意义的"事物"与事物的象征性意图并不是同一个。

好的。因此，信息本身，即是推动我们的信息。我们可以感受信息的象征性本质——而这种象征性在我们当中塑造出了特定的结构、各种特定的情感、关联、信念。请回想我们大脑中有关意义的基本知识：我们进行关联、相信、构想、发展，并表达情感作为经验的反馈，由此创造出事件的意义。信息之流推动了心智中的意义。

当我们从别人那里接收信息时，我们会感受到埋在符号之下的沟通意图，因为我们会本能地探寻信息中的意义。而这是信息中重要却鲜为人知的层面。信息是个动词。象征行为推进了它自身的"信息进程",于是,符号促成了进一步的符号象征。意义产生于我们的赋意心理中。这便是信息之流的真相。随着时间流逝,在能量之流的带动下,这些经验的基础元素得以产生并转变模式。

而这是我们主观及神经实体的把戏:信息本身是由能量组成的。哪怕是一点点信息,都会产生串联的演变过程。那么,为什么要用"能量和信息之流"作为正知核心层面的定义呢?倘若信息是由能量组成的,那为什么不直接说"能量"?这种区别的要点在于我们的某些经验是直接的:我们去闻玫瑰花,这与花的芳香极其接近。可它不是芳香这个词。它是芳香本身——或者说是我们最接近芳香的地步。因此,那种感觉体验与能量有关,而意识中的主观体验则与带有数据信息的某物有关。但是,它本身不是任何事物的象征。它就是它自己:玫瑰花的气味。

有些能量凝聚成信息结构,象征着自身之外的其他事物。比如玫瑰花这个词。所以说,心智让我们既置身于直接的能量,亦可称之为意象或感觉;又置身于符号象征性的能量,我们称之为信息。

正知让我们深刻领会演变中的心智——在主观生命之后,在眼睛之间。正知使我们能够感知能量和信息之流,它流经我们的神经系统,受心智调节,并在关系中得到共享。感知贯穿三境中的这种流动就是三觉知。接着,透过三觉知,我们就得知如何改变内在世界,正知正是通过这种力量推动我们的生命迈向整合的。

三觉知和整合

我希望我们是同在的,至少在这个时刻,当我们潜入正知的源头——这个更为精细而又更深邃的感知层面。我在这里打字,同时,我想象你在那里。是的,此刻,时空分隔着我们。然而在某个时空中,当这些词汇从页面中跃然而出,或透过某个人的话语传递出来,而后进入你的主观经验之中。它们会推动你离开可能性水平面,一旦你接受了,你就来到或然性效价高地,继而向外到达特定的激活峰值。在这个三觉知的概念背后,我希望能通过这一概念的峰值和高地,让你的心智做好准备，以备将来适当时机来临，就能充分借助它们来推动生命整合。我们可以结合利用科学以及主体反馈各自的优点，推动彼此去认识、鉴别我们何时被混乱和僵化状态囚禁了。在三觉知下，我们就会明白这些状态是缘于未能达成整合，继而鉴别出哪些地方的分化或连接尚未形成。我知道这听上去很耳熟——不过我们即将进入能量之流及其朝向整合状态转化的更深层面。三觉知使我们可以把觉察焦点放在心智、大脑、关系中的能量之流这一现实维度上。

举例来说，我们可以感觉到能量和信息之流怎样从左右半脑的特定回路中产生。我们能否感觉到左脑中语言的、线性的、逻辑的、文字的、分类的、排列性的语言存在？我们能否感知到右脑非言语的、整体的、图像的、比喻的、自传式的、全身构图的世界？这些迥异的能量和信息流动，横向分布于三境之大脑中的神经机制里。

一旦识别了、发现了僵化或混乱以及它所产生的领域，我们就能展开下一步的干预措施。假如特定功能，诸如左右脑的处理模式不起作用了；或者内隐记忆与整合的外显形式相分离；亦或因身体的能量和信息受阻而无法进入皮质觉察中，我们就会在这些隔离的区域刺激神经元活动和成长，通过刺激大脑神经活动与生长（SNAG），使这些不同功能获得发展。确立了分化之后，通过促进这些不同功能之间的连接，我们就能使之趋向整合。

三觉知也使得我们感知到能量和信息之流在关系中被共享的方式，让每个人保持差异，继而获得连接。假如你和我处在一段关系中，而我并不尊重你的观点，且我们的互动缺少对彼此内心世界的相互认可，那么差异就无法成为我们关系的一部分。当能量和信息从我们之间经过，我们很可能会发现混乱和僵化在其间滋生，它们代表整合的缺失。由于缺乏对彼此的尊重，我们也许会在不经意间因为很小的误会就勃然大怒，感觉世间充满挫折与无耐。或者，我们会发现自己根本毫不在乎，虽然把彼此的差异看在眼里，却不采取任何行动增进我们之间的连接。这时，同样地，我们的关系也倾向于混乱或僵化。也许，我们会发现彼此间的关联相当沉闷，感到彼此的生命力如此空洞。那么很快，我们的友情就会化为乌有。无论是改变自身生命还是帮助关系中的来访者，三觉知不仅可以让身为治疗师的我们活在当下，而且还能让我们拥有必要的感知技能，将呈现在我们眼前的一切视为一个整体。

三觉知还赋予我们能量，对自身的觉察程度保持觉察——让心理机制向监督和干预保持开放。一旦趋于整合，我们就能转变自己对内在能量和信息之流的监测与调整方式。我们能够通过这种神奇的方式觉醒，并且，即便在改变自身内在生命之时，我们仍保持自主。正如我们已经看到的，我们甚至可以相互述说关于彼此旅程的故事，甚至写一本有关我们的叙述方式的书，让这种能量和信息之流可以存在于此时此刻的互动之外。我们因三觉知而感知能量和信息之流，如此一来，我们可以将学到的有关正知和整合疗愈能力的内容传递出去。我们正是通过这种方式，跨过庞杂的能量和信息之流，在彼此之间找到连接，让世界变得丰富多彩的。

多数人在 20 世纪接受了医学训练，因此，生理—心理—社会医学模型变成重要的一步。它结合了还原论者对疾病的观点，又不至于让我们遗忘作为"整体"的人。三觉知的目标则更进一步，把对这三个实体的监测纳入"整体"系统，使之成为其中的组成部分。能量和信息之流在心智、关系和大脑中得到调节、共享和塑造。如此一来，我们可以感知并想象这个过程，而这对病人和我们自己都是大有助益的。

第八章

跟 踪

跟 踪

随着三觉知能力的出现，如今我们已然能够看见内在海洋原本模糊的影像中的细微差别。能量和信息之流进入觉察，我们的内心充满了来自外部世界（前五感）、身体领域（第六感）、心智活动世界（第七感）和我们与大千世界中其他事物和元素之间的关系（第八感）的感觉。我们通过轮辋区感受到这些感觉。

要与病人同在很重要的一点是，要跟踪他们每时每刻的经验。这种跟踪包括与他们沟通此时此地的体验、对他们保持开放，以便与其意识中出现的一切"待在一起"。实时跟踪这八感是个重要起点，我们由此开始了同在当下的治疗性沟通。然而，跟踪何以如此重要？

我们可以假设在觉察下，两个不同个体之间的共享会创造出一个更为整合的存在状态。从复杂性层面来看，Gerald Edelman 和 Guilio Tononi（2001）的研究表明：一旦神经兴奋模式达到某种程度的复杂性，就会产生意识。正如我们看到的，深度复杂性理论主张，动态系统的自组织通过把分化元素彼此连接起来而不断增强其复杂性。那么，从这个意义上来说，共享的觉察进一步加深了复杂性程度，因为它让两个自主的个体在一个共同的意识状态中得到连接。

在童年时期，这种对共同觉察的跟踪体验被视为契合及之后共鸣的核心所在。它使孩童感到有人对他感同身受，因而能够茁壮成长。从人际神经生物学观点来看，我们认为这种契合促进了大脑中整合纤维的生长。换句话说，人际整合促进了神经整合。

Ed Tronick 的研究（2007；另参见其章节于 Fosha、Siegel & Solomon，2010）指出：“意识的双元扩展状态”（dyadic state of consciousness）存在于这种契合的父母－子女配对关系中。这种双元状态达到了错综复杂的新水平——新的复杂性高度——使得儿童被引领至人际世界中前所未有的整合联盟。我们可以采纳 Tronic、Edelman 和 Tononi 的研究，把治疗中的跟踪当做越来越整合的双元状态，这种成果会带领来访者进入一个更加复杂而具适应性的状态，活在当下。这也许就是在治疗体验中，跟踪之所以如此重要的原因。

然而，被跟踪的确切含义究竟是什么？在这种双元关系中，我们所契合的究竟是什么？

假如稍作停顿，思索一下自身的内部体验，我们也许能进入意识的分层维度，每一层都构成了我们在跟踪单元中共享的“元素”。当下这一刻的感觉体验——对身体的感觉、对外部世界的感知——是跟踪中共享的自然元素。图 8.1 详细阐明了觉察之轮轮辋上的这些点。然而，同一时刻还有不同于这些感觉之流的其他层面信息流进入我们的觉察。我们可以认为有不止一股数据流把觉察之轮轮辋上的数据带入了轮毂。比如说，我们可以观察自己是如何品尝苹果的。此时，我们的意识中不仅充盈着苹果的味觉（以及触觉、嗅觉、视觉……甚至听觉），同时还有被我们称为觉察之流的其他层面——即观照层面。在图 8.2 中，我们可以看到观照这个过滤器或者称为觉察之流的概念。它使轮辋点的数据通过截然不同的渠道进入轮毂觉察中。观照感与感觉不尽相同。就观照来说，它带有些许距离、某种了知感，类似于有个叙述者在持续观察着某个事件。因此，至少有一股直接的感觉之流，此外还有一股观照之流。跟踪既要与感觉同在，也要与观照之流保持连接。

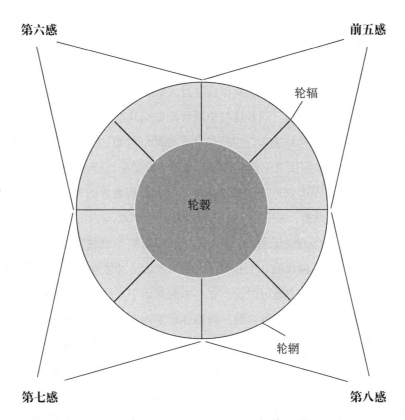

图 8.1 觉察之轮的详尽阐述。轮辋、轮辐、轮毂以及轮辋扇区：前五种感官感觉（外部世界）、第六感（身体）、第七感（心理活动）和第八感（关系）。

然而，我们分享的这些观点——乃至有关品尝苹果这个例子，究竟意味着什么？就让我们使用一个更具建构性的观点、一个可以过滤意识的框架。苹果一词所蕴含的意义远不止你手中的某种水果。你可以这样想：这个物体来自果园，人们从那里采摘这种水果供他人食用，这当中也包括你。你也可以这样想：全世界的农民世代劳作，培育出新的水果和蔬菜品种供给我们这个日渐庞大的群体。你可以注视苹果内部，注意它的种子，理解 DNA、繁殖、基因学和跨代遗传特质的概念。所有这些都是建构性概念知识，它们与感觉之流同等重要，却截然不同。你甚至可以观照自己的思维乃至感觉这些想法的结构。因此，我们现在至少有三种觉察"之流"，其中包括我们的感觉、观照和概念。

重申一次，跟踪是每时每刻与其他事物"待在一起"。如此一来，我们可以与觉察内的事物变化同在。在来访者展开疗愈之旅的过程中，我们通过与各种想法保持同在，来与来访者并肩同行。

以我个人的经验来看，在能量和信息进入心智轮毂的过程中，这三种觉察之流各自扮演着不同的角色。倘若这些差别帮助你提升了正知镜头的性能，并推动了更为高度发展的三觉知能力，那将是非常棒的一件事；倘若它们可以让你产生开放的跟踪体验，使你接受更宽泛的方式与来访者携手同行，那就太好了。然而，假如它对你无效，那么就只需注意这也许是别人看待世界的方式；倘若这无法适用于你自身的直接体验，那它在你的工作中或许也有效。

这就是保持正念的关键所在：我们每个人都有着自己独特的内在体验；会透过不同途径来感知这种体验；使用不同措辞来表达这种体验，并通过个性化的方式在"赋意的"概念当中进行组织。在本书的对话中，我只能向你提供我的个人经验，通过只言片语描述一种体验、观察并理解内在生命的方式。如果我们在一起，我很乐意直接听你讲述你的经验——如此一来，你和我便能相互跟踪。今天下午我有一大堆事情要做。我的妻子走进房间，她脑中也有很多要做的事。起初，我望着桌上的一大堆工作任务，觉得很沮丧。然后，我放下纸张、关掉电脑屏幕、把关注点转向她、与她面对面。我深呼吸了一下，告诉自己（正写到这一章中间的部分），无论此刻她处于哪一种体验层面，我都要与她同在。我感到一种开放感从我内心生起，计划清单消失不见了。一种与她同在的深刻感觉出现了。在我们每天的互动中，情况并不总是这样。然而，我们可以选择让自己参与。而这种参与不仅止于基础感觉。我们可以从身体感觉开始，它让我们扎根于自下而上的当下时刻。然而，跟踪我们的关系；与另一个人同在，则会带我们穿过所有的觉察之流来到联合的双元状态。

让我们继续讨论，看看各种觉察之流的观点对你是否有效。也许这些讨论仅仅只是让你对体验、感知、组织的内在景致——怎样对内心海洋保持正知——有进一步的觉察。

就我个人经验来说，我还发现了另一种觉察之流的存在。或许把它视为另外三条溪流之外的地下泉更为贴切。这第四条溪流是非概念性觉知：一种有关真相的内在深刻感觉，一种对世界本然的连贯印象。觉知（nonconceptual knowing）是我用来给第四条溪流命名的术语。虽然我们也许可以用话语来表达它所蕴含的特质，然而它其实远在话语之前，亦或之后。这便是我们了知真相的不可言说的方式。在我和病人的会面中，那些最不可思议的瞬间恰是出现于我们对这种觉知共鸣的分享中，确切地说是无法用语言来表达。

那些与我一样有首字母缩略词癖好的人可以看出端倪：这四股流动拼出SOCK 一词。在图 8.2 中，你会看到两种描绘 SOCK 的方式。一种是作为不同流动通道，组成我们对某物的整体意识；另一种方式则是把它们当做围绕着心智轮毂的四个同心圆，而这代表一切从轮辋进入轮毂的事物会受到不同的 SOCK 之流过滤。比如说，我们会有心跳的感觉；观察到自己在感觉心跳；设想第六感在我们生活中传递信息的重要性；并觉知到身体的智慧会带领我们的生命接近真相。这就是 SOCK 轮毂过滤器让轮辋点的第六感进入觉察的方式。借助这种分层体验，我们可以与病人在治疗中不断演变的觉察体验同在，如此一来，便能和他们一起进行跟踪。

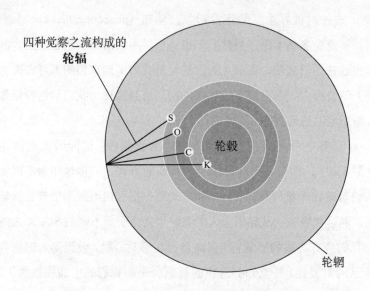

四种觉察之流构成的
轮辐

S
O
轮毂
C
K

轮辋

图 8.2　四种觉察之流进入心智轮毂的各种内容进行过滤：感觉（sensation）、观照（observation）、概念（concept）和觉知（knowing）。感觉是把内外部信息带进觉察的最直接输入。观照是把我们自己当成观察者对当前体验进行观察的能力。概念是有关外部或内部世界如何运作的建构性观点和模型，包括事实和过去事件的记忆以及对未来可能性构想的意象。觉知是对真实的非概念性内在感觉。它是一种本能的、非言语的感知方式，使我们了知现实的本性、我们在大千世界中的位置以及生命之流的生生不息。

大脑基础

由于没有人能确切地了解神经兴奋与意识是如何相互创造的，因此，我们现在完全是站在推测立场上来假设我们怎样创造出跟踪的双元觉察的。我们知道，如我们所见，一旦某物被觉察到，前额激活便会出现。假如我们牢记某物（比如某个电话号码），我们就激活了背外侧前额叶皮层——我们称之为侧前额叶区域。请注意："侧"这一说法只是为了方便多数人的记忆，跟病人进行工作时，想教导他们认识大脑，这些英文单词是极有帮助的。教会来访者去认识大脑——跟他们一起去跟踪神经兴奋模式的内部流动——事实上便是一种关注幸福三境的重要方式。了解大脑功能和结构会给人们带来力量——而尽量不使用令人望而生畏的措辞，并使之与日常生活相关（比如"侧"和"中"）会特别有效。我一直试图避免向许多非专业人士（比如来访者）呈现一大堆的希腊文或拉丁文的专有名词，这对他们而言是一种难以承受的体验。因此"侧"会比背外侧更容易消化和记住。我不厌其烦地解释这些细节是因为当我们跟踪时，对觉察的共享将会是流畅而自在的——而不是充满害怕和畏惧。想要轻松自在地"让心接纳大脑"，关键就在于采用精准却简单易懂的术语。不要让人们受打击，否则他们就不愿再开口，觉得"这对我来说根本是天书！"

当我们觉察到自己的身体，前脑岛（有些研究者把这个重要区域当做腹侧前额区域的一部分——因此，它可以很精确地列入我们称为中部前额皮质层的组成部分）就被激活。当我们觉察到社会性关联时，相应的中部前额区域：前扣带回会被激活——该部位会在扫描仪中发亮——同样的情况也会发生在身体疼痛之时。这就是 Eisenberger 和 Lieberman（2004）的重要发现：社会性拒绝和生理性疼痛激活的是同一个大脑区域——前扣带回。当我们觉察到自己的想法或自传式记忆，我们内侧前额与眶额区域被激活。此时我们可以看到中部前额皮层的这些基础部分——前扣带回、内侧前额叶、眶额叶以及腹侧前额区域（包括前脑岛）——每一部位对自我觉察都很重要，正如我们之前讨论过的。其他区域，例如顶叶，也在身体自我觉察的不同层面起作用。然而，除此之外，另有研究发现共情和契合同样涉及这些相似的前额区域。于是，我们就会看到，正知显然是"中部前额叶的作用"。这些中部前额区域都是极具整合性的，他们连接来自皮质层、边缘区域、脑干、相应身体部位的输入，并使之与其他神经系统输入（我们可以称之为"社会"输入）之间相互传递。皮质的、边缘系统的、脑干的、躯体的以及社会的输入被连接成一个功能整体。现在便进入最佳的神经元整合状态。

与来访者一起进行跟踪，他们便能真正从我们身上获得力量，树立这样一种观念：大脑是一部装置，而能量和信息在其中流动。我之所以说"获得力量"是因为从我和我的学生的经验来看，教导人们认识大脑会赋予他们力量使之更有效地改变自身生命。我们教导来访者去认识自己的神经机制，在神经回路和关系实体的架构内去解读能量和信息体验。最终，当我们在概念这一水平面内进行跟踪，我们就能与他们对幸福三境的觉察保持深刻接轨。

在我们的生命中，能量和信息在同一神经层级之内及不同层级之间流动，三觉知使我们得以感知这些流动。一旦我们共同跟踪彼此的三觉知，我们就会共享这种深刻的觉知途径：整合如何在我们的神经系统和关系中得到推进。而这种趋向整合的运动是因我们对心智的共同聚焦所产生的。这是共同注意——它在跟踪中极为关键，并且在最早期与照顾者关系中也是至关重要的。正如我们所看到的，契合聚焦于我们内部的基础状态。注意是我们如何引导这些状态，使之塑造出能量和信息流向的核心所在。共享同一个注意和意志焦点是我们联结彼此内心世界的方式。我们可以推测出，当我们追踪贯穿世界诸多层面、流淌于病人及我们自身当中的能量和信息之流时，这些正知技能加强了中部前额纤维的力量，从而创建出有关这些不同成分的地图。举例来说，我们学会区分这五个层级（皮质的、边缘系统的、脑干的、躯体的和社会的）之后，倘若我们跟踪不同时间下的这些流动，就能将其连接起来。想象一下，这些高度整合的中部前额神经装置是如何通过契合和跟踪得到进一步扩增的。除这一维度之外，还有左右皮层功能，整合领域已经得到扩充。跨过能量和信息之流各分化元素的所有领域，我们彼此相连。

跟踪的关键是：复杂性系统——例如我们的心理、大脑和关系——具有一种趋向使复杂性最大化的本能倾向。这种复杂系统的自组织，一旦不再受阻，就倾向于把不同的系统元素进行分化，使之专门化而后相互连接起来。这就是一个复杂系统的自然操作方式：没有程序员、程序、指示器、脚本。在物理和数学中，基本上不会用整合一词来描述分化元素的连接。在那些领域，这个词基本上相当于相加。3 加 5 等于 8——于是 3 和 5 的特性消失了。对数学家来说，这种整合就是部分之和。

然而，在日常用语中，我们会发现整合的结果是：整体事实上大于部分之和。在这种通用语言中，整合是对分化部分的连接，这些部分仍保有各自专门化的因素。事实上，这恰恰是复杂系统的数学运算所预示的：让复杂性最大化的趋向是通过对分化元素的连接而达成的。把现有的事实综合起来，我们便能看到复杂系统——例如在体验、心理、大脑、关系各个层次上的人类——具有整合趋向性。

假如我们不再受阻，整合就会自然产生。这就是关键所在。一旦系统得到整合，它们就进入灵活、适应、协调、鲜活而又稳定的 FACES 之流。离开这种流动，我们就会看到系统趋于僵化、混乱或两者兼有的状态。复杂系统的自组织就是通过这种方式转化成人类生命的自我调节模式的。跟踪使我们能够帮助别人从困境或混乱之地脱身，继而推进双元系统的整合。最终，来访者的内在因素得到转变，自然驱力因此获得解放，并推进自我调节和整合之流。

把这些信息和跟踪结合起来，就可以得出以下观点：有些东西阻碍了整合的自然趋向——我们通往疗愈、健康的本然途径。跟踪通过治疗师的契合存在创造出对来访者的共鸣，这种关联伴随着契合和共鸣，贯穿于每时每刻不同的体验层面，如今得以共享。这种跟踪使得双方（成对）拓宽了耐受性窗口，因此，对自然整合趋力的阻抗就放松下来，最终得到转化和释放。就大脑而言，我们可以想象突触连接与防御性反应、内隐检索以及限定性自我状态联系在一起，循环往复，使个体陷在混乱或僵化模式中。如今情况终于改变了。这种契合、共鸣、关系型的体验促进了神经可塑性的变化。后者似乎不仅改变了整合阻抗的神经轮廓，同时还强化了大脑中的整合性纤维。这些纤维使广泛分离的区域相互连接，它们确实是人类大脑的自我调节和社会核心。

随着这些观点被我们牢记在心，让我们继续对跟踪的不同层面进行跟踪。接下来的内容都是建立在推测之上，然而，我希望你会跟着我一起跨过这些想象的台阶，看到这一取向的乐趣所在。与此同时，在真实的治疗实践中，这个观点会给予你力量，帮你解密跟踪的众多层面。而这些层面是可转化且极具转化性的。

让我们把 SOCK 轮毂过滤器结合起来，对觉察之轮进行观察。我们会跟着感觉、关注、概念和觉知进入这些不同的觉察之流。这个观点拓展了跟踪的概念，我们不再认为它仅涵盖了共同感觉这一领域。从大脑这一视角来看，我们只能想象感觉之流也许更大程度上是一种自下而上的流动，与皮层柱较低层的输入有关（第六层、第五层、第四层），并控制着第四层和第三层的数据流，它们在此汇合并进入意识之中。回忆我们在上一章讨论过的：在我们人类的前额区域——多数中部前额区域的第三层存在更多的轴突纤维，因此，我们可以通过意识觉察来改变信息之流的本质，使之平衡自上而下和自下而上的影响。通过正念觉察而树立的正知技能使我们得以消除自上而下之流的主宰，而我们自下而上的感觉经验一直被前者压制着。当我们把观照之流带进来，可以假设它可能更多地涉及中部前额自上而下的直接输入，包括作为叙述者的"自我感觉"的主观体验。回想一下，这个叙述者功能是以左脑处理模式为主，它透过语言来表达不同时间的体验，通常以线性方式进行。（哦，与左脑有关的 L 都是如此具有逻辑性……*）

谈及概念，我们会进入一个更彻底的自上而下之流，它受自下而上的信号输入影响更小。在此，我们揣测主要是第一层、第二层和第三层进入觉察之流，从而形成建构性概念。假如这些概念来自事实、基于语言，则估计在概念之流中也会看到更多左脑模式的活动——不过毫无疑问，我们会有更多基于意象的概念或想法，它们仍然是自上而下的，只不过是非语言建构的。那我们的非概念觉知呢？直觉在此扮演了重要角色——那么，或许我们要回到更为自下而上的输入中，不过，从哪个区域开始呢？正如我们在第五章有关真相的讨论中看到的：与事物本然状态相连的体验中，连贯性在发挥作用。连贯也许意味着其神经对应中存在着整体并行（global synchrony）的情况。因此，我们会通过某些途径感受到这种神经并行——当各个相移并行得到大范围的连接和平衡，联合神经区域现如今开始成形，伽玛波及纺锤细胞形态的活动就有可能出现。我知道说得有点多了。基本上，我想要表达的意思是：跟踪"觉知"便是整合。

我们如何得知自己正处于这种神经整合中呢？我不确定是否可以通过技术性测量的角度来完成。从相关研究中，例如对那些无所缘悲心禅修的研究（参见 Lutz et al., 2004），我们会看到伽玛波。然而，也许在其他情况下也会出现这种现象。我们也许可以借力于未来的逐步完善。比方说，改善现有的扩散张量成像，它是用来侦测白质中的结构连接——髓鞘——测量长轴突神经元长度。我们可以想象，这是大脑轨道的一种跟踪类型。或许我们会发现更多的神经纤维网——轴突纤维——在高度整合机能的第三层、第四层，而这是它们可以自主改变信息之流的解剖学标志。时间和技术会证明这一切。

从另一方面来说，我们会在神经水平上侦测到这种觉知，我们有能力完整地看到一个鱼缸，并知道它是个生命系统。在我身侧的这个水族箱本身就具有完整性。它的岩石、鱼、水；穴居生物的运动、互相寻找伴侣或对手、休息和产卵、

---

* 左脑（Left）处理模式如语言（language）、线性（linear）、逻辑性（logical）等都是以 L 字母开头。正好符合作者喜欢首字母缩略词记忆的方式。——译者注

孵化和喂养……所有这些都包含在这个流动的整体中。一旦来了一条新鱼，系统就会改变、调整，达到全新分化的次群体及新兴连接的重新平衡。这是一个整合的海洋系统。通过这种整体视角来看待它们，或许是以右脑为主的模式；某种语言之下的感受产生于类推并联处理的右半脑中。甚至，有关文化对感知发展的影响的研究也证明事实可能确实如此（参见 Nisbett & Miyamoto，2005）。时间和研究会证明这些总体印象究竟是否正确，我们是否具有以右脑处理为主的非概念性觉知。然而，从我们的进化中得来的两个解剖学发现是很清晰的：我们左右半脑在空间上的分离程度远远高于我们的灵长类同胞们。此外，我们的前额区域在结构上便是为独特的轴突处理而专门设立的，自上而下与自下而上的进程在此汇合。

正知技能

让我们继续进行觉察之轮训练，并进一步培养我们的跟踪技能。到目前为止，你了解了一些基本步骤：让身体进入自然状态；当你坐着或平躺在地上的时候，让房间里的声音进入觉察之内。让呼吸找到自然韵律，让觉察融入呼吸之流，吸气、呼气。呼吸觉察稳定了我们的注意。正如我们看到的，在定期锻炼下，这个简单的练习会帮助我们稳定正知镜头，使我们得以深刻地注视内心世界。

现在，想象觉察之轮：它的轮毂、轮辋以及连接轮辋活动和轮毂广泛觉察的潜在轮辐。我们已经完成了跟踪轮辋每一扇区的练习，从前五感到第六身体感觉、第七心理活动感觉、第八关系感觉。我们甚至把意识聚焦在轮毂觉察本身，感受那无限开放的可能性水平面。所有这些都是跟踪觉察之轮上能量和信息流动的方式。

现在我们进一步探寻觉察之轮，把它跟可能性水平面以及激活峰值的观点结合起来。在第一个轮辋觉察专注中，我们让每个扇区的点逐一进入觉察。我们进入一个开放的监测状态，此时，从轮辋上生起任意一种活动，我们便将其纳入觉察。在这些轮辋训练中，我们有意识地把激活点带入心智跟前。现在，我们要进一步探索更深层的心理活动"之间的空间"，有些人会称之为"心智空间"。在没有任何心理活动之时，我们得以窥见心智的主观感觉是什么。

要从先前的沉浸体验中加深对这种心智空间的聚焦，只需在活动产生时对其加以关注——无论它出现在前五感、第六感、第七感还是第八感中。不过，现在，不要费心于事物最初是怎样出现的；它们是怎样在觉察中进行维持的；它们如何消逝。取而代之，让轮辋上这些点之间的空隙成为你的注意焦点。心理活动之间的空间感觉是怎样的？你觉得它怎么样？它看上去怎么样？感觉如何？当不同的轮辋点在轮毂觉察中呈现，它们之间又是什么样的？

通过对这些空隙的这种专注，我们可以感受心智的空间。这种心理开放如同是水，而心理活动像鱼一样畅游其中。我们甚至可以跟踪这一心智空间中的能量和信息之流，或许还能在精神层面感觉到从激活峰值（轮辋点）下降至或然性高地的过程。与这一流动相应的神经兴奋生理层面，或许是潜在的神经兴奋模式启动；主观上对应的也许只是一种趋势、一种倾向感、一种没有具体形态却有确定方向的冲动或概念。它只是一种感觉，或许带有意向。我们就通过这种方式感觉到大脑准备要朝某个特定方向兴奋（神经兴奋），或者感觉到自己的情绪或冲动，我们准备好要以某种特定方式做出反应。这就是或然性效价高地——它也许会让这个空隙中充盈着一种新的完满感，即朝着某个特定方向的"效价"或推力。于是，我们就会跟着这个流动向外进入激活峰值，此时，空隙的或然性便转为现实的神经元兴奋或心理体验的峰值。生理上，我们会感受到特定回路被激活（如同在"是－否"练习中），而且我们会觉察到某个特定的想法、情感或意象（如同在心灵之眼中看到埃菲尔铁塔）。此时，我们就从高地来到峰值、从觉察之轮的轮辋间隔移至轮辋点上。

在对这种空隙的专注中，有些人也许会体验到些许不同的情形。（他们）并没有维持在效价高地上，伴随着蓄势待发的感觉。他们描述这种感觉更像是一种无边的地平线、广阔的海洋、无垠的蓝天。我们可以想象这样的第一人称直观体验反应出从轮辋到间隔空间再到轮毂本身的觉察运动：从峰值到高地再到无垠的可能性水平面内。在下一章的训练中，我们会对此做更直接的探索。然而，在此，我只想指出：在所有这些训练中，我们永远无法确定将会出现什么。关键在于，对体验中产生的一切，我们都要带着好奇、开放、接受和慈爱的 COAL 状态。这是我们对自己慈悲的核心所在。栖息在开放的水平面内，把觉察聚焦于觉察本身，这会让我们直接沉浸于无限潜能之中。这个深邃、基础之地，正如我们即将看到的，在治疗进程中，以及帮助人们在限制性习惯和自我人格模式认同之外获得成长时，将会起到特殊的作用。

跟踪来访者将为你打开一扇门，于是你就能与他们携手，并驾齐驱于从峰值到高地再到水平面的不同维度。随着时间推移，你将发现，对自身之内这些参数的感受有助于让你更开放地与别人一起去感觉并跟踪它们。

接下来，我们会进入一个新的跟踪维度。它会推动对觉察之轮轮辋和轮毂上更细微的元素进行区分；会扩大开放水平面、居其之上的高地及高耸而立的峰值的细节。现在，我们同样可以跟踪SOCK之流对进入轮毂觉察之物的过滤。你会觉察到轮辋上的感觉之流，就在此刻，感觉房间里声音的纹理。你也能让观照之流进入你的意识，感受到有一个你观照着自己正在感觉声音并由此带来完整感。现在，想想声音本身的实质：能量波以某种形式推动空气粒子在你鼓膜里产生的爆炸。从你的听觉神经所发出的神经信号接着把这些能量模式转化成潜在行为，沿着脑神经向上进入你的头颅。神经兴奋波继续往上传递，最终，经过过滤，传送至你的前额区域，于是你就能觉察到声音感知。

感受声音；观照自己对这种感受的觉察；考虑声音、你自己乃至正知技能练习的本质。让自己想象整个活动的所有目的、意义和意愿。觉察这种意义感，这些唤醒你自身心灵的方法也可以用来帮助别人，让你自己沉浸在这种深刻的觉知感之中。这种深刻的觉知会推动内部知识成为有益于他人的外部行为。意愿正是通过这种方式把热情转变成行为的。

从感觉到观照，从概念到觉知，对觉察之流的整合带领我们来到内在清明之地，我们在此会将烦恼转为菩提，把内在觉知带入人际疗愈中。尝试一段时间，假如你准备好了，那就看看它对你是否有效。假如事实证明这毫无助益，无法照亮一条有效的经验之道，那你还有大把时间可以抛弃这个框架。

跟踪与整合

正如我们所探索的，复杂系统有种趋于整合的本能驱力。和谐是推动整合的自然结果。我们身为临床工作者要做的就是开发这种整合天性，并且解除那些阻碍其开展的束缚。我们的作用是让他人拥抱与生俱来的权利：生活在安宁与幸福中。

跟踪是循序渐进的加入。在这种状态下，我们和来访者同在，帮助他们解放通往整合的驱动力。孤立系统通过觉察的双元状态拓宽自身的复杂性，并推动更高度的整合。当我们从"我"转为"我们"，整合就得到加强。这是如此简单，以至于看上去有些令人诧异。然而，一旦认识到我们都是一个更大整体的存在，我们骨子里天生便有成为整体的驱动力。于是心理治疗便可以成为一种深层转变形式的协作。我的来访者就是我们的同道：我们在通往整合之旅上相互陪伴。

跟踪的具体体验可以是私人的，也可以被共享。举例来说，James Pennebaker（2000）发现，假如人们在日记中记录一个困难事件——哪怕他从未跟其他人分享这个内容，亦或作者本人写完之后也再未读过——可这个人的生活还是会有巨大的生理和心理改善。同样地，眼动脱敏再加工法（参见 Shapiro，2002）所固有的跟踪并不需要通过确切的语言来表达；躯体法（参见 Minton，Ogden，& Pain，2006；Levine，1997）也涉及跟踪，却无需通过言语表达既有经验。运用后面两种方法在对他人进行跟踪时涉及一个人的社会功能。写日记也许涉及以叙述自我作为观照者去跟踪演变中的生活故事的内部细节。所有这些重要方法均涉及觉察。事实上，我尚未发现任何一种有效的治疗或治疗性干预形式不把觉察纳入其转变的核心工具箱中。

觉察何以成为治疗不可或缺的一部分？跟踪为何需要我们把觉察带入每时每刻不断变化的内心状态中？在正念觉察下，COAL 状态会出现：好奇、开放、接纳和爱会注入当前的体验中。研究发现，如果一个治疗师缺乏共情、缺乏关爱，来访者就无法顺利康复。假如有个严厉、批判的内在声音使自我反馈所跟踪到的内容无法得到开放性接纳，那么，我想告诉你的是，这种叙述方式不可能有效。在这条路上，每一步都是内在战争，而攻击性的批评毫无疑问会让事情变得更糟。对很多人来说，正是这个内在严苛的批评者、这个内在法官与陪审团，使生命困在未整合状态中。正是这种缺乏正念的觉察造成了混乱和僵化，继而转变为个人生命的持续特质。如果出现这些状态，就意味着应该增强特殊干预能力以促进自我悲悯（参见 Neff，2009 ; Gilbert，2010）。

因此，只有当跟踪不仅把每时每刻的觉察带入觉察本身，而且也带入正念状态的空灵悠远中时，整合才能获得释放。正如我们所见，正念觉察与单纯的觉察之间的区别在于前者除了侧前额区域，还涉及前额皮质中部的整合纤维。这意味着跟踪——把正念觉察或心智轮毂带入焦点中——使新的神经兴奋联合得以产生。这种形式的意识让选择和改变成为可能。也许，这也正是正念觉察体验中的开放性存在、契合和共鸣之所以对心理治疗的积极结果会如此重要的原因。

倘若我们认为作为复杂系统，我们天生具有趋向整合的推动力，那么，跟踪便能释放这种自然驱力，把系统的分化元素连接起来。在跟踪下，我们将神奇地开发出疗愈本能。正念觉察的双元状态让来访者摆脱旧习，释放出朝向整合的内在驱力。

第九章

特　质
特　质

身为正念的心理治疗师，要达到这个术语所涵盖的三种含义中的每一种（谨慎认真、开放而富创造性、保持非判断的意识状态），我们就要静思祷告：愿我拥有平静来接纳我所无法改变的；有勇气改变我所能改变的；有智慧区分这两者的差别。身为治疗师，我们要了解自己的局限性，知道我们能做什么、不能做什么，无论是对自己还是对其他人。我们也要接受这样的现实：我们的或病人的所有面向并不都是可改变的。事实上，当我们跟踪来访者每时每刻的体验；当病人通过与我们的契合存在而去慢慢体会一切之时，一切皆有发生的可能。人们确实具有神经倾向性——称做气质（temperament）——它在某种程度上可以改变，却无法完全改变。在来访者及我们自身的发展中，可能性受到束缚。然而，这些束缚可以被加以善用。有意思的是，接纳了自身的局限性，我们反而能获得真正的解脱。

在我们审视特质概念之时，这些局限性之一便会跃然而出。当然，在刻意营造的临时状态下，我们可以进行正念修习并培养正念觉察状态。通过训练，这些反复出现的具体状态会改变我们的生活，因为它们已经变成特质，成为了无须意志努力就会出现的存在方式。这就是 SNAG 大脑的过程：我们刺激神经元活动和成长，使之改变大脑的特定结构。心理治疗之所以真实地改变了我们原以为固定不变的人格层面，乃至特定心理疾病，核心原因就在于此。比方说，我们会创造出"左移"并调整为迎接状态，如此一来，我们就会接近挑战，而非退缩。这是心理韧性的核心实质。我们为生命赋予了关联、意义、智慧和宁静之后，我们就获得了幸福（参见 Urry et al., 2004）。然而，也许确实存在源自气质的人格特质，事实上，它们并不那么轻易被改变。虽然这一领域仍需进一步研究，但我们仍然可以审视从童年早期就已经具备的气质的某些方面，即使它不容易发生重大改变。至少应把这种可能性列入考量，一个正念的治疗师会兼具勇气和平静去开发智慧，以便知晓治疗中哪些是可以得到显著改变的，而哪些是不可以的。

任何一个非独生子女的家长通常都会从亲身经验中学到：孩子的气质超出依恋关系和我们的意愿所能控制的范围。我们每个人天生就拥有特定的神经倾向性——我们的日常节奏是怎样的；我们的反应强度是怎样的；需要多少刺激，我们才会对一个事件做出反应；我们的情绪化程度是怎样的；对新奇事物我们会表现出怎样的迎接或退缩姿态；我们对环境的变化会有怎样的反应。Chess 和 Thomas（1990）在有关气质的经典研究中鉴定出了九种因素，可以将大多数儿童分为以下几组：容易型、困难型以及迟缓型。容易型的婴儿是放松的、快乐的、灵活的、反应迅速的；困难型的婴儿是紧张的、急躁的、情绪化、反应强烈的；迟缓型的孩子则需要时间来适应变化，对于新奇事物，他们无法像其他孩子一样表示迎接，而是出现退缩。这个研究的主要发现是：对儿童今后生活影响最大的并非儿童的气质类型，而是儿童的特质与父母或学校期望之间的匹配程度。

幸运的是，作为父母，我们可以改变自己的期望甚至改变我们本身，我们可以更灵活地看待孩子作为他自己是什么样的，而不是受制于我们自己的反应，并企图把孩子塑造成我们所期望的样子。就其实质而言，这是身为父母需要具备的正念。正如我之前所提到的，我们可以假设，儿童和照料者之间安全依恋的关系体验与父母所具备的正念特质息息相关。正念是我们向孩子提供安全依恋关系的核心。它不仅赋予我们开放性去接纳孩子——无论他是哪种气质类型的——而且让我们以迎接状态去接近，而不是逃离那些对父母来说最具挑战性的要求。正如我们在本书中始终呈现的，正念同时也是我们提供（全然）存在、契合和共鸣的方式。从这些基本点出发，展开了正念的心理治疗师所有的 TRs。

身为治疗师，我们是病人发展过程中的依恋对象。我们，正如父母为子女所做的，需要去鉴别并释放我们的预设观念，并通过解脱自己继而更清晰地以其本来面目看待我们的来访者。而清晰看待的方式之一就是放下所有人都是一张白纸这种观念。气质是真实的，而且很可能是神经系统的固有特点，它和我们早期的依恋经验以及之后的朋辈关系相互作用，塑造出我们人格的发展方向。然而，令人惊讶的是，迄今为止，尚未有任何人格发展总体模型提供某种综合模型，可以持续跟踪早期气质直至成人期。是的，有些调查揭示了诸如持续注意、反应性、羞怯等持续性特质（参见 Kagan &Snidman，2004）。比如说，对羞怯的儿童成年后的研究揭示了他们对新奇事物呈现出持续增强的大脑反应性（伴随着右侧退缩）。这些研究证实了这种对新奇事物的内在退缩反应可以通过适当的依恋体验来克服（参见 Kagan，1992）。假如儿童能够获得足够的滋养性支持去探索原本觉得可怕的事物，那么虽然内在的退缩反应仍在持续，但是外在行为却可以克服这种冲动。这是介于对羞怯儿童的过度保护和对其不闻不问间的中间之道。这两种缺乏契合的极端方式都将使焦虑状态和抑制性行为模式持续下去。安全型依恋找到了中间之道——为了有利于进一步探索而去挑战极限的同时，也提供关联和滋养的庇护。在父母适当的支持下，孩子学到他实际上可以承受最初看上去无法承受之物。依恋体验正是通过这种方式拓宽我们的耐受性窗口并改变我们的行为特质。尽管如此，正如 Kagan 及其同事所证实的，我们内部的神经反应特质并未改变。

数年前，我曾接到过一个电话，对方是斯坦福精神病学的两位临床教授、人格基因研究者，其合著的科学论文是该领域被引用最多的文章之一。他们提出跟我共进午餐并讨论人际神经生物学和气质。我怎么能拒绝呢？我本人研究的是依恋——被证实基本独立于气质或遗传影响的经验——因此，他们的请求引起了我的兴趣，我迫不及待想知道我们是否可以把与生俱来的特质并入人际神经生物学框架。最终，这对 Daniel 博士 *（David 和 Denise，他们是父女俩）邀请我也加入人格系统的研究。在接下来为期一周的工作坊中，我可以对来自全世界各地的跟随 David Daniel 医学博士及其同事们学习的 50 多名病人进行初步非正式的成人依恋研究。Denise Daniel 博士也在。我同时还见到了另外两位科学家，Laura Baker 博士（来自美国南加州大学的人格遗传学研究者）和 Jack Killen 医学博士（来自

* David 是医学博士，其女 Danise 是博士。英文博士与医生为同一个词，Dr.——doctor，故作者在此用其复数形式，亦是作者缩略词爱好体现之一。——译者注

美国卫生研究所）。至今，我们五个人在过去五年多时间里共同进行研究，致力于建立一个人格模型，他们允许我在此与你共同探索（参见 Denise Daniels、Laura Baker、David Daniels、Jack Killen 和 Daniel J. Siegel，审稿中：《九型人格体系：九种处理模式》）。假如被采纳，这将是科学和临床专业文献中第一篇探讨该领域的文章。

"九型人格"（enneagram）是九点阵规图的通俗说法。作为人格体系的象征性表达，通过书籍、会议、针对特定对象的工作坊，它如今已经被传授给将近数百万人。假如在网上搜索这个词，很快你会发现大量宗教和灵性取向的解释：这是世代传承而来的"远古知识"。通常，这种搜索结果导致我的病人和同事打消了他们对这个话题的兴趣，觉得这太"疯狂了"，无法被科学证实。而这种自然反应是完全可以理解的。我也曾有过。然而，事实是，过去数十年中所描述的大量惊人的主观体验应该能找到与之对应的神经元，只是尚未有这方面的研究。而实质上，学术界并没有人在专业或科学文献中对其加以关注。

从历史的视角来看待这一问题深具启发性。在 20 世纪 60 年代，名为 Glaudio Naranjo 的接受西方教育的精神科医师遇见一位名为 Oscar Ichazo 的智利神秘主义者，他们共同创造了九类型人格体系的概念。接着，Naranjo 回到加州伯克利，开始将这套系统传授给该地区各种临床工作者以及其他人。最终，那些教学笔记辗转流入耶稣教会团体中，Helen Palmer 是第一个对其进行翻译的，成为有关九型人格的流行文献。

虽然传言构成这个体系的因素已有上百年历史，然而，其完整体系似乎只有在近 50 年才得以完整构建。对于刚接触到这个观点的人，我邀请你一起对某些重点进行探索。而那些已经熟悉九型人格体系的人，我建议你保持开放的心态，试想一下，也许这个体系实际上是具有神经生物学基础的，只不过之前从未有文献对此进行描述。亲身发现这一架构的某种"真相"的潜在可能性或许是它之所以流行起来的根本原因。也就是说，在这个神奇的体系下，应该是有其生物学真相的。就任何一种探索而言，对其意义和起源的诸多解读也许会交织成身为人类的我们理解并讲述内在体验的方式。与采纳他人意见一样，立足于你自身的评估来判断这些观点是否具有可取之处，将会是明智之举。因此，现在我邀请你考虑一下"自愿中止怀疑"，只需试试看这个架构对你本人而言是否有意义。仅仅在某方面或对别人来说有效，并不代表就一定是真的。这一架构是否具有预测价值将得到一次试验：童年依恋和气质如何相互作用并形成人格，这种思考会在你寻求整合和幸福之旅的个人和职业生涯中产生任何特别影响吗？

作为以科学为基础，由临床工作者、研究者和理论家组成的五人小组，我们的方法论就是把我们各自的亲身体验拿出来，并在小组中深入探索他人的叙述，继而将两者结合在一起。接着，再结合人际神经生物学（IPNB）发展的观点和社会、认知以及情感神经科学（SCAN）的最新研究发现。我可以在不同的小团体中进行非正式的依恋评估、九型人格以及个人访谈，并深入探索这些观点。我们的目标是这样的：尝试建立一个可以跟踪从童年早期气质与依恋起源到青少年直至成人期的人格发展模型。可能的话，我们接下来会通过大量成年之后的双胞胎样本来研究这个体系的预测价值。如前所述，我们知道目前尚未发展出模型来提出综合架构，将依恋和气质共同纳入长达一生的人格发展中。没有任何成人人格描述体系具有这种发展性视角。因此，现有体系中没有任何一方（除了九型人格这一流行版本）具有内部聚焦的组织架构——这意味着，这种观点关注于不同发展阶段中心理功能的内部架构，而不仅是行为是怎样组织的。而目前尚未有任何体系尝试把 SCAN 科学和从婴儿期开始的人格模型做结合。

我们会发展这种架构，在此之后，如果有资金的支持，我们将建立研究，有机会对超过 600 对双胞胎进行直接的访谈。不过，在科学领域中，你首先要有理论框架和假设，才能进行检验。因此，这也是我们之所以花费这么多时间谨慎地编译这个新模型的动力之一。任何一个模型，都只是一张地图而已。尽管如此，比起在黑暗中摸索，旅途中带着地图穿越新领地通常会更容易接近预想的目标。

大脑基础

因此，现在让我们言简意赅地认识一下这个模型。在我跟你阐述细节之前，请允许我介绍一个我曾做过的实验。在某个夏天，当我跟 120 名临床工作者在一起时，我将这个模型教给他们，不过却从未提及九型人格，相反地，我只是把重点放在这个模型的 IPNB 或 SCAN 观点基础上。这群人表示，他们在此后可以进行临床访谈，并成功地分辨出九种不同的特质类型——我更乐于称之为 PDP-3 或仅是 PDP，即发育途径、个性倾向及习性模式（patterns of developmental pathways，proclivities，propensities）。虽然我们的五人研究小组最终选择放弃使用 PDP 这个词（取而代之，采用"九种处理模式"这种说法），但我仍喜欢那个缩略词，因为它具有双关语意，即并行分布式处理（parallel distributed processing，大脑正是以这种蜘蛛网状、交互关联的网络形态构成的），此外还包括了发育一词（虽然模式尚未确定，但具有基本路径和习性——由个性倾向塑造出来的发展途径）。而我认为这是该模型独特与关键的精华所在。因此，在我自己的写作和教学中，我仍将使用 PDP 一词来表示这个组织框架。而现在就是我第一次将这个词落在纸面上。

对我个人而言，最有效的方式是列出有关主要的发展性观点与人格问题的大纲。我会以线性列表来呈现，以便于我们的左脑领会，而我们的右侧皮质就暂且休息以待反应：

1. 当我们尚在子宫中，大多数人在出生前都曾经历过"与子宫合而为一"这种状态。通常来说，我们所有的需求都得到了满足：我们不费吹灰之力就获得了食物、温暖、安全和氧气。真是个美妙的开始。于是我们的内隐记忆很可能充满了这种合一感（at oneness）。姑且让我们称之为存在基石（a ground of being）。（这跟我们开放的可能性水平面也许存在某种程度的关系……因此，目前就让我们把它放在心底。）这也许是弗洛依德所描绘的海洋状态（oceanic state），而且可能与冥想时产生的合一感有关。（各种宗教和文化的合一感也许确实反映了我们与大千世界之间紧紧相联的真实而精确的感受，而我所说的并不是在贬低这种观点。）

2. 我们来到世间。现在，我们要自己努力去生存。我们要呼吸才能让空气进入内脏。一旦我们冷了、饿了或孤独了，我们就必须哭泣。单独被留下，我们就会死。哎呀！是谁建立了这种哺乳类传承方式？好吧——这是个巨大转变，与我们的存在基础相差甚远。存在基石与为生存而努力之间的反差产生了"让事情重新变好"的动力。于是，我们试图在生活中制造某种平衡感、某种自我保护，认为一切事情都会得到解决。当你结束漫长的、从早到晚的、竭尽全力的一天，一头倒在枕头上休息，你轻轻地闭上双眼、感觉自己的呼吸，进入一段深度放松的睡眠，你所渴望的正是那种感受。

3. 在我们体验到合二为一和为生存而奋斗的张力之后，负面情感状态便出现了。这些"反感状态"有不同的回路。我们多数人从小开始直至整个发展过程中都会有某种尤为常见的回路。其中涉及的负面状态所涉及的三种神经通路或多或少主宰着我们的生活。Jaak Panksepp（1998）在他有关情感神经科学的开创性著作中曾对此做出描述，并且在他的 IPNB 系列新书（Panksepp & Biven，2010）中进行了更为深入的探索。以下是我们认为对理解人格发展特别关键的三种相关因素：恐惧、痛苦和愤怒。PDP 模型认为我们中的一些人面对生活事件时，更容易出现恐惧体验；其他一部分则会体验到痛苦，尤其是面临社会脱节时；此外，仍有部分人容易感到愤怒。令人惊奇的是，多数人可以极其迅速地认出他们在应对不同事件时所采取的是失望、挫败、激怒中的哪一种。试想一下你认识的人，以及他们面对轻视或误解时的第一本能反应。面对类似经历，你自己的第一情绪反应是什么？你是否基本上会先感到恐惧（产生预期性焦虑或警惕危险）、痛苦（尤其是失去联结时的悲伤）或是愤怒（特别是感到失去控制时所做出的反应）？确定了这三种大致类型之后，我们会发现有些人基本上把注意焦点放在外部，有些则倾向于内部聚焦，还有些人既关注外部，也关注内部。于是，你就能看到，我们从三组宽泛的大类细分为更完整的九种类别。

4. 以下这段概念性阐述是我们在合著论文中对这九种类型之核心特征的描述（经 Daniels 等人允许使用，审核中）：

> 这九种人格类型有其各自强烈的个性，他们会关注日常生活事件的特定层面，尤其在人际互动领域。九种类型的特定注意焦点有：①对与错，无论大错小错；②其他人的需求与渴望；③任务、目标和成就；④得不到和已失去的；⑤其他人的潜在干涉和要求，特别是与时间、空间和知识相关的；⑥潜在危险和设想的最糟状

况，及其应对措施；⑦积极或令人愉快的选择和机会，重视计划；⑧不公正，以及需要控制或独断；⑨维持个人生理和社会环境的和谐。

一般来说，我们会具有这些倾向性中的某一种，而它会成为我们的主要状态——关注新状况时，我们最先倾向于采取的方式；我们优先进行情感评估的模式；我们与他人进行社会交往的方式。有些人拥有不止一种类型，这样的组合要么具有促进作用，要么就极具挑战。总而言之，这些倾向性是内部聚焦，其他人也许无法觉察到你的注意放在哪里。这意味着确定你本身的 PDP 类型是你个人的工作，而除你之外的其他人都无法给出精准的断定。

5. PDP 体系具有以下特征。我们已经假设在不同模式中，注意组织及选择性关注点出现在生命早期。正如上文所述，该体系确实是种"内部工作"，这些 PDP 类别所揭示的是内部世界——心智——如何架构，而不是其他人会怎样看待我们的外部行为。这个模型所涉及的全是有关注意焦点的。从这个层面来看，我的内在可能依据某种 PDP 类别，然而，我已经学会向别人掩饰这种倾向，因此，你无法只从远处观察就能得知我的 PDP。（在我访谈过家庭成员中，有些人当得知其他人的类型时，深感震惊——然而这个体系确实是只有他本人才能确定。它是无法单根据外部行为进行观察的。）PDP 体系是关于我们如何适应自己的内部和外部世界的，关注我们定向和唤醒的盛衰消长、我们的主要情绪是怎样形成的。随着时间的推移，这些基本习性适应了经验的既定特征，并塑造了我们的发展方式。

既然我们把心理的核心层面定义为能量和信息之流的调节过程，那么，注意——对信息之流的管控——就是心理。在 PDP 模型中，有关注意倾向和紧随其后的情绪状态的模式是这个发展性架构的核心实质。这确实是心理特质的发展性模型。随着时间推移，自然而然地，PDP 组合会得到加强，其内部焦点或多或少会变得僵化。以身为正念的心理治疗师更宏大的角度来看，我们也会有终其一生伴随着我们的习性，如同我们的来访者。心理治疗的观点是让我们对自己与生俱来的特点感到自在，而不是丢弃它。

PDP 就如同皮肤，界定了心理的身体结构。我们可以让皮肤有弹性，但它仍包裹着一个具有特定固定形状的躯体。治疗的焦点应该放在提升心理关注方式的灵活度上。如此一来，你就能感觉到，我们有关觉察之轮；培养观照、开放和客观的这一切努力，对于促进我们在个人生活中松开 PDP 类型的钳制是多么有效。

6. 在很大程度上，我们的先天气质、依恋经验以及朋辈关系共同塑造了我们的人格。在 PDP 模型中，对一部分已经知道自身 PDP 类型的人直接进行成人依恋访谈，所得的启发是：我们受制于自身类型的程度似乎取决于依恋连贯性。换句话说，假如你是安全型依恋，那么你可以拥有这九种类型中的任何一种。然而，如果是一个持续非安全依恋的人（在成人中，由非连贯的成人依恋访谈结果所呈现）也许会出现显著的功能失调，从而导致其更受类型限制。在治疗下，这一类型不会消失不见，相反，它会转变成更具适应性的灵活而连贯的流动。

　　我们要怎样理解非安全型依恋有可能与 PDP 缺乏灵活性相关联？一种解释是：我们整合程度的高低取决于我们从关系体验中获得支持的大小，以及我们怎样去理解它们。根据对成人所进行的初步调查和临床工作，我们研究小组认为，依恋类型和 PDP 组合属于彼此独立的类别，但是每种类型之间可以自由地交叉作用。与安全型依恋相关联的是，这个人会对他自己特殊的个性倾向——PDP 类型——感到自在。他们还是做自己，甚至对此持有一定的幽默感。

　　然而，对那些有着非安全型依恋历史，并且在其成人叙述中持续展现，但连贯性受损（这是持续的整合受损与非安全型成人依恋的标志）的人来说，他们的 PDP 模式可能会成为限制。他们似乎受制于他们自身的气质；被自己的人格所激怒。从许多层面来说，非安全型依恋和缺乏正念总是相随相生的。一旦你的依恋不安全，你就无法对自己有慈悲之心。对于长久以来的个性倾向，你不是好奇、开放、接纳和关爱，而是反抗，并制造出两败俱伤的内在战争。回想一下，这种非安全型依恋会导致我们总体 IPNB 模型的发展性整合受损。缺乏整合的结果就是混乱或僵化。假如身为成人的我们仍是非安全（依恋）的，则意味着持续的缺乏整合状态，以及长久地生活在祥和与安宁之外。随着安全感的发展——既具备关系中的人际契合、又拥有正念修习下的内在契合，这两者皆能促进神经整合——人们不会失去自身的人格特质，而是能更加轻松自在地与之共处。事实上，他们似乎对自己的样子乐在其中，而不是迫不得已、急于摆脱。这就是治疗的目标，也是整合的结果。我们会把自身特质视为珍宝。而一旦我们这么做了，我们就解开了它们对我们生命的束缚。我们"舒展开来"，在关系中更自由、在与生俱来的特点中更放松、在生活中更自如。

7. 这些发展路径模式（PDP）中还有一些复杂成分可以进行鉴别，它们塑造出以下进程：①核心动机；②情绪反应；③主要的方位倾向性；④由其导致的适应策略。我们这里没有办法悉数这些因素的完整细节。不过，就让我顺带提一下，在这些因素的帮助下，我们就能清楚地认识我们的发展路径，它起源于生命早期；并且在此后长达一生的时间中，继续影响着我们的内在经验。

核心动机

在生理滋养的前后，婴儿需要①安全或确定感（secure 或 assured）；②爱或联接感（love 或 connected）；以及③价值或舒适感（valued 或 comforted）（Brazelton & Greenspan，2000；Daniels & Price，2009）。对安全感的需求会随着儿童的成长和发展而逐渐变得复杂，日后会涉及更宽泛的范畴，包括安全、确定性、准备充分以及机会（以恐惧组为主）；对爱和联接感的需求会包括重视、赞许、伴侣或群体联结、情感（以痛苦组为主）；对价值和保护感的需求则包括尊重、力量与控制、一致、舒适与和谐（在愤怒组中出现）。对这些社会和基本生理需求的内在满足产生了外在动机表征，后者对行为进行组织，形成不同模式，从而建立了大的群组类别。换句话说，我们对价值和意义的内部焦点控制着我们注意力的落脚点，而后者反过来又影响了我们的行为。内部起作用的是特性化驱力，而随之产生的外部行为却大相径庭。

情感反应

对愤怒、悲伤或痛苦、恐惧的初始情感反应有利于对刺激的初步适应，继而关注基本的需求和渴望。这个模型认为：愤怒、痛苦和恐惧是令人不快或厌恶的情绪，在出生后极短时间内开始运作，并且长期存在于我们每个人身上，直到更为复杂的认知功能出现（Panksepp，1998）。这些令人反感的情绪反应以生命进程中出现的恐惧或焦虑、悲伤或分离痛苦、生气或愤怒为特征，尤其在我们所依赖的对象无法完全满足我们的需求和渴望时。从这个角度来说，我们离开与子宫合二为一的状态，必须经过努力才能与这些日常经验中常见的情绪反应共存——无论照料者做得有多好。这便是脱离母体，来到这个布满空气的忙碌世界所面临的真相。

PDP 模型提出：对我们每个人来说，在出生后的前几个月或几年中，这三种类别之一会凌驾于另外两者之上，主宰着我们早期内在生命的架构。这三者对我们同样适用，有些人有可能具有两种甚或多种倾向。然而从我本人在与几十人的个别访谈以及上千人的团体访谈中所观察到的来看，人们更容易倾向于某一种类别。情况为何如此尚不清楚。也许是因为神经发展偏爱专门化——即便是基本的情感反应。这就如同我们要么是右利手，要么是左利手；要么是社会倾向，要么是机械（物理）倾向（参见 Baron-Cohen，2004），就像现实中的房地产市场一样，大脑更喜欢"最活跃的竞拍者"，以此作为活动反应。因此，我们在激活一种情感反应的同时，会抑制其他的。我们十分雀跃，希望弄清楚是否可以对此进行实际研究，以便确定这种特定路径的倾向性是否跟传统的气质和遗传学概念有关；或者是由这些因素结合，再加上家庭结构以及某种被唤起或抑制的情感反应。我们在这点上（目前尚未有这方面的验证和对比研究）的猜想是：一个人生命中的显要或主导路径的根本决定因素很有可能受先天气质和后天特殊的生活经历影响。这种观点与 IPNB 关于我们如何成为我们自己的视角是一致的。

主要的方位倾向性和适应策略

每一种路径从两个层面左右我们：内容和方向。内容是指注意被体验到的特定信息或特征所吸引，同时将其他次要方面的关注降到最低。方向维度则涉及自我调节策略，尤其是针对反感的情感反应。这种策略可以是内部导向的（例如：童年早期可以自我安慰；成人时期发展出来的内在规则、自给自足、理想化等）；也可以是外部导向的（例如：童年早期需要他人安慰；成年时主张权利，并积极寻求安全感或人际关系）；或两者同时。这些就是上述三种不同的偏差方向来源——内部、外部和内外兼具——分别存在于三种内容定位之内（建立在核心需求之上，决定愤怒、痛苦或恐惧占据支配地位）。于是，这个 PDP 模型推导出九种发展途径。它们是我们的适应性策略，使我们得以在家庭中生活、在学校中找到出路，继而创造出我们在关系与工作中的生活模式。

正知技能

身为正念的治疗师，我们能够从对自身 PDP 倾向的反应开始着手。如此一来，我们可以提前先熟悉这些路径模式；这样，当我们开始和来访者一起进行工作时，就能帮助他们去理解他们的模式。本书中的每一种正知技能训练，最开始之时，都可以用以探索自身的内在世界，继而可以把这些技能传授给病人，于是这种内在教育便能得到直接应用。

与人格和 PDP 有关的观点是：我们具有与生俱来的神经兴奋、心理活动和人际互动倾向，通过先天气质和依恋史得以显现。就现实水平面的角度而言，可以将这些视为高地的效价矢量，它们会推动我们向上，体验特定峰值的重复模式。这些峰值会通过特定方式让我们进入激活和启动状态。PDP 模型认为，我们至少具有愤怒、分离痛苦或悲伤、恐惧的倾向性。接着，这三大类进一步分成了意志专注点在内部、外部和内外兼具的不同高地。

在图 9.1 中，你会看到一组问题，用来探索这些不同群组的主观本质。这些问题并非对某种类型的严格界定，而是试图展开讨论，对注意的去向、九种不同的信息簇会产生何种模式等问题的实质一探究竟。你自己现在可以先试试。回答完这些不同的问题后，你也许会发现，带着对先天倾向的内在反省，进入更深层的反思性正知训练，有利于推动你对自身内在模式进行更深入的了解。

请告诉我三个可以描述你自己的形容词。（与每一组都有关且均需作答）

S-c 组
成功对你意味着什么？
赞许和接纳对你意味着什么？
你是任务取向的吗？
在完成任务时，你曾经走过捷径吗？
你在别人面前的表现对你来说重要吗？
对你来说，有竞争力、强大或对某事最在行重要吗？
被别人承认对你有多重要？
你是否能轻易地适应环境？

F-c 组
担忧是不是在你的生活中占了重要位置？
在生活中，你有对事物感到怀疑吗？
你是不是很容易感到害怕？
安全对你有多重要？
你是怎样保障自己安全的？
信任在你的生活当中扮演了什么样的角色？
你发现自己会质疑权威吗？
你会审视环境以排除危险吗？
你发现自己要直面事物，否则就会觉得可怕吗？

A-c 组
舒适对你有多重要？
在与别人的关系中，你的注意会在哪儿？
为自己做事情对你来说有多难？
和谐对你来说是什么？
你对冲突有什么感受？
坚持自己的立场对你而言是件容易的事吗？
你是否发现自己很容易从各种角度来看问题？

图 9.1　PDP 访谈。这些是可用于分辨九种发展途径模式类型的综合性问题。之所以把它们列出来，是觉得这一类访谈问题有可能会唤起个体对不同倾向性的认识，从而了解他们的注意焦点可能会在哪里。最开始的时候，你可以自问自答，之后也许可以向一些朋友和同事提问。除非你对这些问题了如指掌，否则，用它来进行正式的临床评估并不是谨慎之举。为了便于你学习——并不一定要按照这个顺序——这些题目是按照主要情感偏向的大致类别汇编在一起的：S 组（悲伤或分离痛苦）；F 组（恐惧或焦虑）；A 组（生气或愤怒）在字母组类后面的是内部（i）或外部（o）聚焦或两者兼有（c）。

S-i 组

你是怎么比较自己和别人的？

你曾有过这山望着那山高的感觉吗？

嫉妒在你的生活中扮演怎样的角色？

你曾经觉得生命中缺少了点什么吗？

别人痛苦的时候你有什么样的感受？

你有多容易感觉受伤？

当你被误解，你会怎么样？

你的伴侣或朋友觉得他们有做得还不够的地方吗？

充分的准备感在你的生活中是否扮演了重要角色？

F-i 组

知识和技能对你有多重要？

花时间独处对你有多重要？

你认为自给自足重要吗？

在什么情况下你会认为别人干扰到了你？

你会担心别人可能会浪费你的时间吗？

你觉得收集东西重要吗？

你会在事情过去之后才花更多时间回想吗？

你是否发现自己会独自一人去解决事情？

你是否发现当你跟人们相处了很长一段时间后，你必须远离他们以重新储备能量？

A-i 组

你是否发现自己会留意世间不正确的地方？

当你看到世间的不完美和别人做错的事情，你有什么样的反应？

你很容易就能确定你该做什么，而不是想做什么吗？

是否不止有一种正确的做事方式？

纠正别人通常会引发你与别人的冲突吗？

你曾经对别人有过厌恶感吗？

你内心是否有个苛刻的批评家，而你很难达到它的要求？

在完成任务时，你曾经走过捷径吗？

你是否觉得自己有责任善后，而有时发现自己会说："我那时为什么要那样做？"

S-o 组

你花了多少时间和精力在关系上？

你是否需要生活中有人可以被你照顾？

你怎样跟别人建立联结？

如果没从别人那里获得你想要的联结，会怎么样？

其他人有多需要你？

假如别人不欣赏你，你有什么感觉？

你能多快地评估自己的情绪？

你曾经有过先感受到别人的情绪，而后才感受到你自己的情况吗？

图 9.1　PDP 访谈（续）

F-o 组

拥有期待对你来说是否重要？

知道自己要什么并得到它，对你来说很简单？

你对局限性有什么感觉？

机会和选择对你有多重要？

假如没有选择，或者被困住了，你会如何？

你如何应对伤痛和苦难？

得到你要的，你感到自在吗？

消极反馈让你有什么感受？

你发现自己会将自己所做的事情合理化吗？

A-o 组

你是否发现力量是一个人的重要特质？

你觉得自己必须去纠正世间的不公吗？

人们觉得你令人畏惧或亲切的程度是怎样的？

有人觉得你的行为过分吗？

你觉得自己是充满活力还是死气沉沉？

你是用愤怒来处理冲突的吗？

诚实和信任对你来说重要吗？

如果你觉得有人对你不诚实，你会有什么反应？

你曾经觉得自己的反应失控吗？

图 9.1　PDP 访谈（续）

为了探索人格的内在世界，我接下来会介绍一个聚焦于心智、大脑和关系三境的练习。回想一下，正知最精细、最基础的作用在于它能感受到三境中能量和信息之流，由此，我们得以监测并改变对自身及彼此间流动的调节、塑造和分享方式。

这个正知技能训练把关注点集中在三境上，因此，请你在轮毂中做好准备：感觉呼吸；想象觉察之轮，并让身体进入自然状态；让周围的声音进入觉察之中。现在，把注意专注在吐纳之流上。轮毂就是一直以来我们为所有这些训练而设立的场所，它是我们展开认识内心世界的深刻工作起点。

三境练习要求我们与当前这一刻的感觉同在，同时又要接收觉察之流的所有层面——从感觉到关注、概念和觉知。由此，我们接纳了轮毂的圆满，围绕在其周围的 SOCK 四个同心圆过滤着每时每刻进入觉察的内容。

在这个三角形的关注练习中，此刻，请你先从关系入手。当你独自一人放松地进行这个反思练习时，自然而然地，我们会让记忆因素进入觉察。然而，今后当你跟别人进行积极互动之时，就有可能进行双元聚焦，在与别人的实际互动中实施这个练习。（这在探索家庭成员间根深蒂固的陈旧沟通模式时尤为有效。）

回溯你的依恋史，我们在本书第一章曾对此做过细致的探索。当我们整合自身内在生命并创造出人际世界的共情联结时，通过努力，我们的成人依恋叙述就能变得安全。假如我们这么做了，我们就会使无整合生活中的僵化或混乱的反应缓和下来，否则它们会增强我们的 PDP 倾向性。倘若你已经为此做了许多努力，那么，确定你特定的 PDP 类型就会比较难。回想一下你更年轻时、刚刚离家、尚未开始自我反省的成长和个人转变，那么这种方法有时会有所帮助。因为我们确实成长了，我们变得更为整合，我们的 PDP 类型会松动；并且我们对自己更悦纳了。这非常棒，不过可能会使确定你的 PDP 类别变得有点困难。整合并不意味着丧失这些倾向。相反，整合是指变得能在一定程度上欣赏它们——作为我们的气质、我们的神经倾向，它们为我们生命中的一切事物建立了基线。我们会看到，在幸福三境中，神经层面通常会通过特定模式来驱动心理和关系发生变化。

你在自己与他人的关系史中发现了什么？你能感受到焦虑和恐惧主宰了你对亲密关系的反应吗？你经常从亲密中逃离、觉得被别人所需要压得你透不过气么？为了对抗这些恐惧，你是否会不断制订计划、考虑将来。而无法感受当下？或者，痛苦和悲伤更像是你的情绪常态？对有些人而言，分离是痛苦的，他们渴望完全地沉浸在人际关系中；对另一些人来说，他们想要确定别人认为他是好的、值得的、重要的、令人印象深刻的。对那些被痛苦主导的人而言，满足别人的需求会是他们获得重要感的基本方式，通过成为别人生活中安慰和联结的来源来确保社会认同。或许，不同与此，在你的关系中，愤怒——或者避免愤怒——才是中心主题。此时，你也许会发现当别人或你自己无法达到原本期望中的进展时，你很容易恼怒。愤怒组的另外一些人会付出一切代价来避免冲突，总是确保每个人都和睦相处。或者，你会发现自己把愤怒指向外部，极力维护自己的观点，让关系中的其他人知道你是掌权者、你并不需要他们。PDP 类型正是通过这些途径影响我们彼此分享能量和信息之流的方式的，从而影响关系层面。

现在，想象一下三角形中的大脑这一顶点。你是否能感觉在当下或记忆中特定的令人不快的情感下，能量和信息会怎样流动？你的内在海洋是否被愤怒、分离痛苦或悲伤以及恐惧感所笼罩？一旦这些负性情绪状态建立起反应模式，你就会习惯于某种特定的情感状态。我们会认为这些先天的气质倾向是自己的一部分，于是听任这些反应的摆布。这就是我们神经系统层面的能量和信息之流的机制。

要检查幸福三境中的心智一端，我们可以看看能量和信息之流的调节方式。这部分比较棘手：心智既是实体表征又是关系表征。从这个层面来看，我们既能通过由神经倾向性塑造出来的特定心智活动，也能通过随着时间演变的关系模式感受到 PDP 类型。你是否发现这个效价反应影响了你对能量和信息之流的分享方式，并造就你与他人特定的关系模式？心智利用关系和大脑来创造出自己。关键在于，假如我们进入自动模式，在缺少干预的情况下，心智活动就会被神经兴奋模式牵着走。此时转变的诀窍在于唤醒心智，如此一来，我们便能有意识地调节这些模式；调整大脑的兴奋途径；改变我们在关系中的沟通方式。

让我们感受幸福三境中的这些因素。神经机制塑造了能量和信息之流，试试看你是否可以只是停留在对这些流动的更广泛觉察中，并借此推动对这股流动的调节和分享体验。这个过程就是在轮毂之内对三境进行完整的跟踪，对于这些模式在你的生命中显现，只是保持感觉、观照、设想以及开放的觉知。我请你带着更多意识，进行更深入的呼吸；假如你的双眼闭上了，请你睁开，然后我们暂停一会儿。

随着时间推移，我们跟随能量和信息模式流动。我们的正知技能使我们对这一流动有了深刻的觉察——它被分享、塑造、调控——最终，这种觉醒意识可以用来对我们的生活进行更完满的整合。然而，这些根深蒂固的流动模式来自于先天的突触回路以及周而复始的学习和反应。甚至，我们与别人的关系也会形成一个持久的系统，持续强化特定的模式。为了探索这些 PDP 模式对我们生活的影响，现在就让我们进入第二个练习。

在这个三境觉察练习的基础上，我们会通过进一步应用我们的觉察之轮练习来作为基线以探索你可能会有的 PDP 历史。它将直接结合刚刚进行过的三角形练习。现在，我们要针对每个 PDP 类型的特质进行探索。找到或者待在某个舒适的地方，坐下来。让房间里的声音进入意识，感觉身体坐在椅子或地板上，闭上双眼。让注意融入吐纳之流保持一段时间，身体进入自然姿态，呼吸找到自然韵律。

现在，想象觉察之轮，想象它的中心轮毂和外围轮辋。轮毂就是我们觉察的稳定、平静而清明的内在空间。从这里可以体验到涌现的一切。有时我们只需要一种无焦点的注意，接纳事物在我们注意中的出现、维持和消退。现在，请你为第七感中装上一根轮辐——在这部分轮辋上，会有思维、情感、感知和记忆。在这个练习中，让你的自传式记忆成为注意目标。

我们一直在探索有关人格模型的概念——PDP 观点。它会让我们看到，在我们的内在世界中是否存在注意和情感的总体组织模式。我们会在日常与他人的互动中探索这些模式，留意我们是不是倾向于以生气（或悲伤与痛苦、或恐惧）这些情绪作为本能反应。我们也可以深入记忆进行观察，并评估这些相同模式。

注视着轮辋，看看你是否能想象为第七感装上一根轮辐，让过去的记忆进入你的觉察之中。问自己以下问题：跟别人互动的时候，我的情感反应首先会在哪里？当别人无法达到我对行为的要求时，我是不是即刻就会生气、变得愤怒？我是不是在回避自己或别人的愤怒，试图减轻争论，使愤怒最小化，以便让人们相互之间相处融洽？假如愤怒是你的基础情绪，那么问问自己，你是否倾向于把它投射到别人身上——或者你倾向于严苛地对待自己，特别是当你无法达到自己的期望时？无论答案是什么，只需要让这些反应进入你的觉察。很快，我们就会继续下一组探索性调查。

你如何处理跟自己关爱之人的分离所产生的痛苦？你会很容易把悲伤作为第一反应吗？对有些人而言，通过把焦点放在自己的表现和讨好别人上，可以躲避这种情绪状态。对另一部分人来说，被别人需要——在别人痛苦时提供帮助、帮人排忧解难，或者成为别人工作中极其重要的支持——是至关重要的。另一种PDP 模式是总觉得别人过得比较好——这山望着那山高。通常，你会觉得没有人能理解真正的你。在这些模式中，有没有一种是你的特别倾向？再一次，把你对这些问题的反应纳入轮毂之中，让出现的一切都停留在觉察之内。

伴随着恐惧，一个人的生活有可能被一种预期性焦虑所主宰。恐惧和畏惧会以各种形态出现。对有些人而言，注意焦点会朝向外部，关注降临于生活当中的诸多疾病——这种就是"总是设想最糟状况",伴随着对外部世界的警惕关注,有利于确保你对即将来临的事情总能做好准备。这时,关注点也是向内的,内心害怕将有厄运降临,因此总要做好万全的准备,甚至会怀疑自己的想法。当然,不利之处在于,会变成"乌鸦嘴(Debbie Downer)"*,总是用负面担忧毁坏正面体验。这个恐惧组里的其他人则把焦点放在保护自己的时间、空间或知识上,总是需要回归内心重新充电。恐惧组主要的外部关注点是总通过计划回避恐惧感,以及除此之外的其他多数感觉。对外部活动的预期会使人的心智专注于细节,有时会排斥对情感的内部觉察。这也是该组的模式之一。这种带有恐惧感的外部焦点会促使人们持续地向外关注规划和计划,从而过着外部导向的生活。就让这些反应进入你的觉察,随着涌现的任何感觉而漂流。

在你探索了愤怒、悲伤或痛苦和恐惧组这三种主要经验之后,你留意到了什么?哪一种关注方向与你的自述式记忆相符——倾向于向内看、向外看,还是两者兼有?是否有哪个情感反应模式似乎比其他模式跟你的经验更有共鸣?无论你是哪种或哪些 PDP 倾向,我们的观点是:通过训练,你可以从自动化状态解脱出来,并唤醒心智,从而迈向一个更灵活的生活,跟自己的人格更自在地相处。这就是整合的核心所在。

在下一阶段的正知训练中,请你回到轮毂内,放下连接轮辋记忆层面的辐条。当你栖息在觉察之轮的开放轮毂中,想象接下来的这个景象。回想一下我们之前探索的开放的可能性水平面这个视觉意象。从广阔无垠的潜能来到或然性效价高地,于是,我们做出某种特定反应的可能性增加了。这些高地实际上是神经特性和心理倾向的图形表征。由于我们有关情感反应的神经通路传承自数百万年的进化,特定的反应回路根植于我们自身。的确,有时我们会落入它们的圈套。这些独立路径,正如我们所看到的,就是愤怒、痛苦和恐惧回路。

举例来说,你也许已经习惯了让愤怒回路主导你的童年,而"同步兴奋的神经元会串连在一起"的神经可塑性原则导致该特定通路得到了更多强化。一旦你

---

* Debbie Downer 是美国著名的综艺节目《周六夜现场》(*Saturday Night Live*) 中的一个角色。人物性格与名字的俚语意思相同:总是把坏消息和消极情绪汇集在一起,让周围的人都大为扫兴。——译者注

的愤怒回路变成压力下最容易激活的神经回路——就像我们从冰雪覆盖的山上下来后，会沿着先前的旅行者留下的路行走——你会发现经过这么多年之后，这会是"更简单"而且更容易走的路。这种可能性的增强引发了反应的效价模式，并且被描绘成一组特定的或然性高地。在这个例子中，愤怒就是你的高地：它是你更可能去的"老地方"，是你的潜在的倾向，是源自气质和习得经验的重复模式。在某个特定时刻生气，代表一个激活峰值——某种心理活动或神经兴奋形态。因此，总而言之，从 PDP 角度来看人格的话，它仅仅是重复的神经兴奋和心理体验，经过慢长的时间将产生的高地和峰值塑造成周而复始的持续性模式。

在这些模式中，有些因素来自遗传；有些来自偶然；有些则是通过神经兴奋强化而来的。这就是我们人格特质的发展过程。这个观点还有一层含义：一旦从开放的可能性水平面向外移动，我们就受到人格的影响。因此，人格就是某种隐性倾向、习性和路径，影响我们从可能性到或然性再到激活的这一运动。这个模型让我们直接看到：松开人格僵化束缚的过程是多么需要通过正知训练使我们离开峰值和高地向可能性水平面移动。回到开放的水平面内，我们"松开"我们的人格、变得更灵活、更容易进入充满了无尽潜能的接纳状态。在这里，我们就能栖息在辽阔的可能性当中，而不是被困在过去的模式里。虽然我们可能永远无法完全地摆脱这些倾向，然而，在训练有素的轮毂中——在正知的参与下——我们就能唤醒心灵，去感觉我们脚下的这些路径；去撼动习惯并拓宽可能性的基底。如此一来，对思想、情感和行为的激活就会更灵活、更具适应性、更连贯。与反应性防御的倾向相反，我们会更积极主动地接纳自己和他人。

试试看你是否能在开放的轮毂中想象这样一个场面：我们所有人共同享有这存在的根基、广阔无垠的轮毂、开放的可能性水平面。因此我们可以认为，从科学的基本立场来看，人格是必要的，然而会带来束缚。而在存在之基地、心智之轮毂中，我们能找到彼此——甚至找到我们自己。

找到自己的呼吸，花一些时间融入你的呼吸之流。知晓对呼吸的感觉可以带你来到开放无垠的心智轮毂中，这个清明和宁静的深邃空间一直在那里等着你。我们一起踏上旅程之时，让你的心智轮毂成为永远强有力的圣地。在日常生活中，在穿越我们与生俱来的人格峰值和高地的各种征程上，你可以随时回到这里。这个心智轮毂是庇护所，你可以回到这里恢复活力；它是广阔的觉察，你能栖息在此，感受每一天、每一时刻发生在你生命中的体验。

我们已经训练了怎样从这个轮毂中把自己的关注点由轮辋的激活点转到思想、情感和冲动之间的空隙中。经过对这个技能的长期训练，你会发现自己能够开发出一条更精练的途径，去感受激活峰值（轮辋点）和效价高地（对不同点之间空隙的感受）。我们也练习了怎样把觉察焦点从轮辋（放在点和间隔上）向内移至轮毂本身。这种视觉意象——觉察之轮的比喻——也能反映出你怎样让觉察焦点从峰值移至高地，如今又从高地来到水平面。我们可以从峰值的一个激活点（轮辋点）到效价高地（间隔）到开放的可能性水平面（轮毂）。让你再感觉一次，哪怕只有一小会儿，看看这个轮毂觉察究竟是什么样的。你有什么发现？正如我们看到的，这对有些人而言会是正知旅程中艰难的一步。因此，假如没有产生任何不同于之前轮辋训练中的体验，也无需担心。然而，你会发现，通过对各种不同的视觉比喻、心智领域的地图进行反思，会有一些新的光明照亮这条路途。这些地图不是为了约束，而是为了引导我们打开自身的直接体验，去接纳并破译内心世界的真相。如前所述，通过更多训练建立起正知的鼎立三足，会有助于在进行这个轮毂觉察或可能性水平面的练习时，为你提供支撑。

通过训练，有些人开始感觉到心灵世界的广阔无垠，我们可以想象，这是一种有关水平面内开放的可能性之感。因此，这一观点是：将觉察纳入觉察之中，这是正念修习之重心，它带领我们直接到达开放的可能性水平面。这也许正是我们有关觉察之轮的轮毂和现实水平面的比喻所真正表达的内涵。我们可以在 PDP 倾向的偏好下找到这个心智轮毂。善用轮毂可以让我们松开人格的禁锢；整合我们的大脑、我们的心智、我们与他人以及与自身的关系。

整合和气质之外的成长

PDP 模型有助于让我们接纳自己的起始点，而反省训练则帮我们稳固正知镜头并强化了心智轮毂，带领我们回到存在之根基；回到开放的可能性水平面之内。因此，我们就能进入更加接纳的生命状态。我们可以把 PDP 类型看做既是后天习得的，又存在先天的或然性效价高地形态和特定激活峰值倾向。假如我们尚未整合，峰值就会变得陡峭；进入僵化模式的倾向性就会很强烈。整合减缓了这些峰值耸起速度，然而，也许永远无法消除高地的一般模式。在整合训练下，通过正知跟踪生活中的能量和信息之流，我们就能迈向可能性水平面——通过日常训练回到存在之根基。

通过这些方式，我们会发展出人们所说的"正念特质"。就我们自身而言，反省会培养这样的存在方式；对我们的来访者来说，帮他们发展正念技能，有助于他们毫不费力地将自身的人格特征融入每天的生活中。换句话说（虽然这尚未得到证实，不过理论上已经很明确）：在正念修习下，刻意并反复训练而来的状态会成为我们可以自如运用的特质。

这些就是 Baer 及其同事（2006）从有无进行正式的正念修习的个体身上所确认的特质。它如同一部自然发展史（假如你愿意接受这种比喻的话），由普通人（大学生）通过一组有关正念特质的问卷得来。问卷具体项目如下：带着觉察行事；非判断；拥有情感平衡力；用语言标识及描述内心世界；自我观照（这最后一个特征是只有正统的正念修习者才具备的独立变量）。然而，从这个研究本身我们无法得知这些正念特质是否是通过正统修习而培养出来的。

从另一组不同的证据和数据来看，我们的确知道正念禅修会促进中部前额叶的九种功能：身体调节、契合、情感平衡、调节恐惧、灵活反应、洞察力、共情、德性和直觉。因此，我们可以说，帮助来访者以及我们自身进行正念修习，也是一种大脑保健方式：它会促进大脑生长，想必也能维持前额叶整合回路的功能（参见 Lazer et al.，2005；Luders et al.，2009）。通过特殊技能训练在平日里创造出正念觉察状态，会使我们在日常生活中具备这些整合特质。由状态转变成特质的奥妙可以通过神经可塑性原则获得解释：我们成为精通认识内心世界之技能的专家之后，反复进行的神经元兴奋会增强突触连接，并且释放髓磷脂。当我们主动投入定期的正念修习中，我们可以创造这种循环的神经兴奋，以及密切的注意聚焦和情感互动意识。由此，你就会清楚我们为何把它当做生命健康的最基本形式：它塑造出整合功能并提升了我们的身体和大脑、关系和心理的健康水平。

既然这一部分的内容以特质为结论，那就让我们重申某些似乎略显矛盾的维度。是的，我们刚才说过，在培养正念状态的训练下，我们也许能改变大脑中的突触连接，由此在我们自身和病人身上获得更为整合的特质。过去曾经需要通过努力而刻意创造出来的状态（定期的正念训练）变成我们"人格"中毫不费力的可自动呈现的层面，我们称之为特质。我们有意地培养这种特质，以便让这九种中部前额功能成为我们的基线。换种角度来说，则是我们如今拥有更灵活的效价高地；可进行平衡的自我调节；对自己和他人充满慈爱；此外，所有其他的中部前额功能都会成为我们的一部分。

对 PDP 模型，我们也进行了探索。这个模型提出：受基因影响的气质、偶然性因素、和与父母及同伴的关系体验三者结合形成的突触连接，很可能在生命早期便确定下来，并深埋在由突触发展而成的神经回路中。次优体验可能会破坏整合，或许也会使体验的高地和峰值变得更僵化、缺少灵活性（因而倾向于出现混乱爆发的情况），此外，人格对我们的生活——以及我们互动对象的生活而言，更有可能成为一个问题。与此相反，我们也许具有相同的 PDP 路径，却在生命早期拥有最佳的人际体验；那么，在此之后，人格就成为我们自然存在的一部分，对我们的生活将会助益良多，而不是构成障碍。作为正念的治疗师，应认识到这些人格特质将是长达一生的高地和峰值特征——它们是先天的倾向性——从而接受治疗的目标并非失去我们的气质和人格。相反，把促进整合当做目标，如此一来，我们就能帮助别人以及我们自己，让我们的人格特征成为我们的资本而非负担。

PDP 模型以及这个有关人格的总体讨论让我们看到，有些特质是我们可以松动的，甚至真正学会去爱的；另外一部分则来自神经整合，比如那些总体上与正知有关尤其与正念有关的特质，我们确实可以学着去培养。比方说，一旦把正念发展成特质，我们学会迎接而非回避生活挑战；那么，大脑就能实现"左移"。这可以视为心理韧性的神经标识。无论我们具有哪一种气质，我们都能在生活中创造出宁静、意义和关联。幸福如繁花盛开，造福的不仅是我们，更是那些我们通过毕生努力为之提供帮助而得以迈向整合的人们。

第十章

创 伤

作为正念的心理治疗师，我们要对出现的一切保持开放。然而，与此同时，我们正在探寻一种架构，希望可以容纳正知、整合、发展、神经可塑性和心理与大脑的关系本质等核心概念。甚至开始踏上 PDP 模型之旅，去追溯早期气质的先天特性如何发展为人格模式。因此，这些观点和概念就会被我们牢记于心，在我们对一切显现全然开放之时，它们可以成为自上而下的理论基础。这是挑战所在：用正念的创造性语境避免过早陷入类别定型，因为后者会禁锢我们感知、理解与行动的方式。一方面，我们要有开放的心态；另一方面，我们拥有觉知途径，明白健康将如何产生。在开始探索创伤在人类健康受损进程中所扮演的主要角色之前，让我们大致回顾一下主要的概念模型，如此一来，我们就能一起对它们进行清晰的观察，并且在理解怎样将创伤纳入这个架构之时，应用这个观点。"机会总是留给有准备的人"，这是我们使用这些模型的根本原因。因此，当我们潜入未解决的创伤那一潭浑浊而动荡的湖水中，我们就不会迷失方向。

也许你会发现，在成为正念的心理治疗师的探索之路上，每往前一步，都在搭建知识基础；因此，在我们进入下一章，开始扩展有关正念、正知和整合的观点与体验之前，我们会回顾并总结迄今为止所学习的内容，以便探究我们的治疗关系在当前的进展状况。通过这种方式，或许可以把感觉、观照和概念之流带进来，由此，我们共享的觉知便得以产生，并对体验进行整合。同样的整合很可能也是如此隐含在朋友、亲子、师生、同事和情侣关系中。然而，现在，我们有机会用语言进行表述，把旅程中的这些层次反映出来。这种元沟通——对沟通的沟通——

让我们从新的信息之流中后退一步，这是至关重要的。如此一来，我们看清自己所走过的路，从而确定现在所处的真实位置，由此，就能共同迈出下一步。

在幸福三境中，我们看到自己是怎样确定能量和信息之流的特定模式的。心理具备调节功能，能量和信息之流都可以由此得到监测和调整；大脑涵盖了遍布全身的神经系统，它是组织能量和信息之流的生理机制；而关系则是我们彼此共享能量与信息之流的途径。

我们也提出了心理健康来自整合、来自系统各分化元素的连接这样的概念架构。一旦出现整合，系统就能进入 FACES 之流，即灵活、适应、协调、鲜活并且稳定。倘若由于连接或分化受阻而无法产生整合，系统就会走向混乱、僵化或两者兼有。

在有关发展路径模式（倾向性与习性），即 PDP 模型的讨论中，我们探索了以下观点：某些特质是个体气质的组成部分，以及遗传在人格发展中的作用。虽然这些特质有可能会持续终生、塑造出或然性高地和激活峰值模式，但是，治疗会促进整合并创造出更灵活的通路。虽然我们也许无法改变人格的核心，然而我们可以将这种限制善加利用，而不是受其束缚。通往自由的途径包括：拓宽我们在可能性水平面内的经验；栖息在由陡峭而狭小的高地以及僵化而顽固的峰值所代表的习性约束中；此外，对新的存在方式保持开放。有意思的是，承认模式本身就是我们的一部分，反而会使它松开对我们生活的禁锢。我们从认识并接纳自身局限性之中获得了自由。

然而，我们如何分辨人格路径和次优体验的适应史？我们怎样认清特定的倾向究竟什么时候会变成未解决创伤的一部分——无论创伤是大是小——从而需要在治疗中得到改变；什么时候它又是遗传而来的基本特性，由气质建构而成的人格模式？

这些不仅仅是学术问题——而是身为治疗师的我们每天需要面对的核心问题。我经常会想起有关银行劫匪 Willie Sutton 的那个老故事，以及当被问及抢劫银行的原因时，他所给出的反应。据说 Willie 回答道："因为那地方有钱。"相似地，作为治疗师，对来龙去脉进行具体评估时，为什么我们不能只是"去那些有钱的地方"，而后直接针对造成来访者痛苦的问题给出干预措施？这即意味着创建一个基于真理的连贯架构；一张精确却又灵活的版图。如此一来，我们就能回答这些重要问题，并让我们的工作达到最佳效果和最高效率。

我会向你提议，创伤给了我们一个极其重要的发展性经验的实例，它让我们明白怎样去分辨治疗中必须做的事情。既然我们试图把 PDP 特质从未解决的创伤中分化出来，我们就面临着最基本的挑战：我们怎样知道什么是能改变的，什么又是不能改变的？此外，我们如何获得智慧分辨两者的差异？

这一章当中，我会用自身的创伤性体验作为例子，为你展示一个由内而外的视角。从我们诸多的 IPNB 丛书以及前言提及的其他著述中，你也许会找到专门针对创伤及其治疗的有效探讨。在此，我们只关注正念的心理治疗师在区分特质与创伤时所扮演的角色。

大脑基础

我正在跟家人一起吃早餐，之后我的两个十几岁的孩子就要去上学了。我正在治疗鼻窦炎，所以要吃点抗生素。这时，孩子们吃完麦片和果汁，我儿子正打算开车送她妹妹去学校。我们正在讨论即将到来的周末活动，我因此而分神，没有留意到手上的事。于是，一颗抗生素胶囊掉到地上。不是什么大事。我弯下腰去捡药，可我还没来得及反应，我们家的一条狗就已经从它的靠垫上蹿过来，把药卷进嘴里。

好吧，并不是什么大事，对吧？

我从椅子上跳了起来；满屋子追着它；撬开它的嘴；拼命地想把抗生素从它嘴里弄出来。我的心在狂跳；大汗淋漓；手在颤抖。很显然，我处在特殊意识改变状态（altered state）。

我的孩子们问我究竟发生了什么事。我告诉他们：不能让它吞下那东西，那会要了它的命，我要把药从它嘴里取出来。我的女儿从桌腿底下找到那颗药，交给我，翻了翻白眼，告诉我最好控制一下情绪。他们出发去学校，而我则在工作前去洗了个澡。我真正该做的是进行治疗——我最终这么做了——并且找出了问题所在。

现在，你也许会很积极地想："对自己好一点，丹。你以为那个药会害死你的狗，所以你想要保护它。"好吧，谢谢。你的确可能是对的——虽然我连续一周每天服用两次的那一颗抗生素真正杀死一只狗狗的几率实际上非常小。然而，即便如此，害怕它吃下那颗药的恐惧的确让我产生了这种想法，以至于我压根没看到它实际上并没有吞掉那颗胶囊。恐惧把我们置于迷雾之中；带走了我们的感知；占据了我们的注意力；让我们的心专注于经验中最危险的一面。简而言之，虽然恐惧能拯救我们的性命，但它也会禁锢我们的感知，让我们看到并不存在的事物。

已有许多人，包括 Joseph LeDoux（2002）在内，对杏仁核进行了大量研究。从而证实它对感知输入之流具有监测作用。假如我们因过去的伤痛事件（比如某个创伤或丧失）而变得敏感，那么杏仁核就把这个语境加入日常生活中需要提防的细目清单中。它会筛选输入的数据，一旦侦测到与列表上的状况、过去的创伤相似之物，就会把大量关注聚集在当前事件的突出面上。假如后续分析评估出该事件和过去编码记忆出现匹配，那么它所创造出的恐惧生理状态也会增强。恐惧正是通过这种方式推动资源的快速调动，以此避免危险。这种悲痛驱动下的警觉状态——恐惧状态——也会加速进入惊恐状态，带着极度恐慌和大祸临头的感觉。当我看到我的狗奔向我掉在地板上的药时，我肯定是处于惊恐模式之中。

然而，它是为了那颗药或者只是一颗之前掉在地上的麦片而来的吗？当我看到它过来时，我杏仁核中的应急开关全力启动；并且在我的惊恐下，我甚至根本没有评估它是已经吃了那颗药还是只是为了人类食用的点心而来。

为什么会出现这种状况？我只不过具备了总是预想最糟糕情况的特质吗？嗯，是的，我确实具有那种 PDP 倾向。而这就是故事的结局——这只是某种我及家人必须容纳的人格怪癖：一旦宠物要吃药丸的时候，我就成了傻子？

会不会有更多原因？这会不会不仅是一种特质，而是创伤的残留物？假如这是未解决的创伤，那会是什么？在这个情形中，过去未解决的压倒性事件悄悄闯进我当前的生活。在我 14 岁的时候，我有过悲伤而惨痛的经历。我把蜗牛毒放在我管理的花园里，却忘了在睡觉前警示我父母不要让我的小狗到后院去。当我醒来，我的狗——小王子（Prince Junior），已经死了。失去伙伴的伤痛、忘记警示父母及保护我最好朋友所引发的巨大内疚皆是可怕的情绪，折磨了我很多年。我想我一直具有恐惧和为事情担忧的特质。然而，这个创伤性事件建立在这些既有习性的基础上，并且让我成为了一个忧虑成癖者。在那之后，上学时，我就习惯做好一切准备；进了医学院，我则发了疯般地学习，并且觉得我对病人治疗的方方面面皆负有很深的责任。人格特质和职业操守并驾齐驱——这在某些层面是件好事。然而，在这一切之中，创伤扮演了什么角色？

整合的系统使宁静得以产生。在大脑层面，这意味着反映了深层活动着的记忆和情感的神经兴奋波会贯穿于整个神经系统。然而，我们的调节区域，例如中部前额区域，使这些不同的兴奋模式得到调和与平衡。由 Richard Davidson 及其同事在威斯康星所做的研究（个人交流，2009）表明：中部前额回路的一部分，称为钩束（uncinate fasciculus），在反应状态中会释放出抑制递质，降低较低层边缘系统杏仁核的兴奋。另外，由 David Creswell 及其同事（2007）在美国加州大学洛山矶分校所做的研究证实了当我们精确地给一种情绪命名时，中部前额区域包括腹外侧前额叶皮层在内都被激活了。观察到情绪性表达的面部之后，杏仁核兴奋会降低，内部标识与这一过程是相联的。总而言之，在对较低边缘系统与脑干区域的神经兴奋模式进行监测与调整的过程中，中部前额整合区域发挥着至关重要的作用。倘若要获得神经系统之间的协调和平衡，这种调控则是必不可少的；也正是这种神经整合使生命的 FACES 之流得以激活。

我们的根本观点是：创伤损害了整合。未解决的创伤导致持续性的混乱和僵化。我在掉了那颗抗生素胶囊之后的惊恐发作正是一个混乱反应的例子。我对人或动物会被毒死的戒备或许对于成就我的医生职业而言是个馈赠，然而，这种僵化态度，甚至早餐时掉了一颗药都能反映出我对互动语境的僵化适应。这种混乱和僵化揭示出一个整合受损的大脑——以及一颗带着未解决创伤的心。

我们可以假定，在我脑中，与狗和中毒连在一起的神经表征继而将引起失控的反应。这会导致惊恐或混乱；也会导致过度警觉或僵化。这很难用语言表达出来，不过可以想象一下：在创伤未解决状态下，我的神经联结引发的后续兴奋模式将缺乏 FACES 之流。它们不具备灵活、适应、协调、鲜活（充满生机的感觉）和稳定（即引发一组固定的交互作用，有利于其自身的适应性演变）的特征。当然，惊恐也有能量，而警觉所具有的高重复性亦可解读为在我生活中反复出现的稳定性。然而，这里所说的鲜活和稳定远不止于是指充满活力以及具有持久的力量并处于稳定状态中。

悬而未决的创伤使心智缺乏连贯性：我的内心世界并没有感到关联、开放、和谐、互动、接纳、鲜活（如同事物刚出现时的耳目一新）、晓悟（带着深刻的觉知感）、共情或悲悯。从孩子们的立场来看，我的行为是不连贯的：它毫无意义。我处于自动化而非正念状态；并且，实际上，我变得"不可理喻"了。

正知技能

侦测并抚平未解决创伤的基本反省练习之一是探索记忆整合受损的方式。创伤后压力综合征和压倒性事件所导致的分辨功能损伤可以看做是由内隐记忆和外显记忆这两种主要记忆领域的分离所造成的。如图 10.1 所示，内隐记忆首先得到发展，并且具有知觉、情感、行为、感觉、心理建模和启动六个层面。

内隐记忆

产生于出生前后——并持续终生；
不需要聚焦、有意注意的编码；
不需要海马体的编码和检索；

一旦以"全隐性"或纯粹的无整合形态进行检索，它便进入意识。然而，并没有从过去回想起任何事情的内在感觉；
涉及至少六个层面：知觉、情感、行为，可能还有感觉，再加上心理建模（图式）和启动（为某个特定反应做好准备）；
自发的，因此并不灵活。

外显记忆

从出生后第一年开始发展；
需要聚焦、有意注意的编码；
需要海马体进行编码，并且对非合并、长时（却并非永久性的）记忆进行检索；
一旦检索，就进入意识，并且会有记起过去的某些事的感觉；
涉及至少两方面：事实记忆（左脑为主），也称做语义记忆；以及自传式记忆（右脑为主），也称做情景记忆，指某段时间场景中的自己；
灵活、可以有意检索、重组和分类；此外，一旦记忆的基本建构模块得到分类，就能提取出新意义，于是人们通过自传式叙述过程"赋意"。

图 10.1　记忆水平

在药物事件后，当天稍晚的时候，我花了些时间安静地坐在办公室中，探索与这个问题有关的可能。在混乱中爆发之后，我知道有些东西在我心里出现；我脑中仍有一些悬而未决的事情。来到觉察之轮的轮毂中，我跟随着自己的呼吸，并让它进入自然韵律。感受到轮毂的清明之后，我就让轮辋上的记忆因素进入意识之中。我知道这听上去有点令人诧异，不过从多个维度反复进行觉察之轮的练习之后，你也会看到这个方式是多么有效。病人们通常以极为出色的速度掌握这种心智的视觉化比喻，并且很有效地使用。一旦我们通过记忆层的知识来解读轮辋事件，那么，我们就能以一种崭新而解脱的视野来看待我们的内在体验。

内隐记忆不会唤起某种来自过往的感觉。然而，在这种认识下，我们就能对一切当下正在出现的事物保持观照，并跟踪伴随每个新意象而生起的感觉。我时常会想到 SIFT 这个词，它也代表了有关我们怎样跟踪来自不同觉察之流的这些感觉（sensation）、意象（image）、情感（feelings）和想法（thoughts）。在这个例子中，当我回想那个早上的惊恐时，一种恐惧和绝望的感觉从腹部升起。我想那就是惊恐导致的。然而，出于对内隐记忆的了解，它可能来自很久之前的一些感觉表征，我努力对这种可能性保持开放。而事实上，这些因素并未让我觉得像是对那天早上（或任何时候）进行回忆。因此，也许它们是对当下的评估，又或者是未解决的内隐感觉。甚至，可以认为这些问题是由于轮毂让我们的体验不被轮辋所覆盖；相反地，因为获得辨识力，我们只是关注着一切现象的渐渐出现。即便这更像是此时此地的感觉，而不是某种第七感部分的记忆；我们仍然知道，它来自过去，与当下无关。

接着，从我的轮毂观照中出现的是桌子、药丸以及我家饥饿的狗盯着食物的画面。这些仿佛是那天上午的记忆，贴着"这来自过去"的标签的外显表征。然后，我的狗——小王子的图像在心中浮现——虽然它好像是外显记忆（此前我曾通过反省处理过这个创伤），但它实质上含有比记忆更鲜活的内在。很难描绘这种差别，因此，就让我转到另一个故事来澄清。

20 岁的时候，我为世界健康组织工作，到墨西哥进行民间治疗的研究。我和一个同事到山上去采访一位著名的巫医（curandera*）。当我们朝着山上狂奔时，我的马鞍松了，滑向马的腹部。我的双脚卡在马镫上，被拖拽了很长一段路。赶来救我的人们很惊讶地发现，虽然我摔断了几根骨头，还摔掉了几颗牙齿，但我居然还活着。几十年后，当我观看电影《奔腾年代》之时，突然间觉得脸上和胳膊产生了剧痛；我的身体向一侧蜷缩起来，感到肌肉紧张。虽然在那次意外后我也一直在骑马，而且，刚回美国头几年看到马时的那种阵痛最近也已不再出现了。然而，如今，看这部片子却让我因情感失控而喘不过气来。此外，即便我很快就意识到《奔腾年代》中的意外与我所遭遇的一样，这些感觉依然如同发生在当下一般。它并不像是我从过往回忆起的任何事情，这就是"全隐性"记忆。

回到中毒的经历。在这个反省练习中，看到小王子的意象所带来的感觉如今已有些模糊。我刻意搜寻记忆，了解有关蜗牛毒的创伤。于是，进入叙述启动状态，试图寻找它与抗生素掉落地上的惊恐之间的关联。这种叙述具有一种"疏远"的内在属性，就如同一个故事被不断重复，以至于不再令人耳目一新。然而，与此同时，小王子的意象也变得惊人地真实，仿佛它才刚刚死去，仿佛我就在那里，此刻，与它一起。

神经过程中的诸多层级与主观体验的心理层面是并行的。有关这个正知技能的一种看法是：它同时唤醒了两种觉察之流：一种是概念知识（SOCK 中的 C）的叙述之流，在这个例子中，概念是以故事的形式出现的；另一种是感觉之流，感到某种未经加工之物，仿佛那个意象是对此刻发生之事的感知。这是记忆隐性再现的感觉。

正如 Farb 等人（2007）的研究发现，正念训练使我们可以分辨不同的觉察之流。我在《社会、认知和情感神经科学期刊》（*Journal of Social, Cognitive, and Affective Neurosience*）上的文章中对此进行了探讨（Siegel, 2007b），我提出：正念是促进整合的强有力工具。这个研究所揭示的是，正念训练之后，不同的流动会通过何种方式彼此有效地分化。在体验小王子的意象时，我同时感受到了觉察的叙述觉知之流和内隐感觉之流。伴随着有关这两股支流以及外显与内隐记忆实

---

* curandera：西班牙语，指无医师资格的、为当地人治疗生理和心理疾病的医生。通常，这个人的身份包括医生和疗愈者。——译者注

质的概念性知识，心智已准备好要去分辨我们内心世界的诸多维度。通过这一过程，我们开始理解心智的意义；观照感觉和概念之流；并且推动内隐记忆的整合，使之进入下一阶段更为整合的外显形式。因此，在这一步骤中，我们就能将生活事件更为完整的意义感注入生命故事里，这是解决创伤的第一步。

事实上，我们可以浏览诸多类似的未解决创伤以及朝向疗愈和化解的转化过程。在这一章中，我会邀请你思考你自身生活中那些尚待解决的创伤领域。混乱或僵化的时刻也许会突然或在暗中束缚着你原本有望和谐的生活，这表明过去的创伤体验会对整合造成持久性的阻碍。`

有时，当前的创伤适应不仅会在缺乏连贯性的时刻出现，甚至会成为持久的存在习惯。假如这些是相关的体验，我们就会发现，进行整合将深刻地转变它们对我们的束缚。不同与此，更多具有遗传来源、内嵌在我们PDP习性中的先天特性，也许反而会持续终生，无论我们在治疗中做了怎样的努力。这些倾向性与悬而未决的创伤适应不同，它们可以成为治疗焦点，带领我们推进这些创伤后状态的整合。就PDP倾向性而言，我们的观点是：摆脱它们对我们生命的僵化控制。在我们穿越生命之旅时，它们可以成为我们的同伴而非狱卒。

悬而未决的创伤、疗愈和整合

我们从开放的可能性水平面向外移动，到达或然性高地。在此，我们的心智将进入启动状态，透过既有经验塑造而来的镜头对事件进行解读。我们由此创造出某种心智状态，它会过滤我们的感知并建构了我们的反应方式；这便是或然性高地。我拥有创伤性状态，即认为狗吞下日常食物以外的药品都会致命的心理模式。这种自上而下的影响决定了我们对环境的关注点，左右我们的感知；并与我们的所见产生快速而特定的连接。我们的感知解读、情感反馈、行为反应甚至感觉反应都会作为内隐过滤器的一部分出现。由于缺乏觉察，所有内容都会受过往影响。一旦我们有一个悬而未决的创伤，这些自上而下的内隐影响就无法与外显记忆的事实及自传式层面进行整合。我们从这个未解决的创伤高地上产生的峰值体验不像是来自过去事件，而是如同此时此地的体验。抗生素掉到地上，接着我的大脑进入高度警觉，我的心感到恐怖。我确信那只狗已经吞下药丸，就要死了。我已经失去理智，正处于未解决创伤的自动化状态。此刻，分辨力不足导致我一直沉浸在缺乏整合之脑的混乱中。

未整合形式的内隐记忆与伴随自传式知识和创伤解决而产生的内隐和外显记忆融合之间存在着极大差异，有关正知技能的探讨可让我们简短地体验对差异的分辨。在我的情况中，即使我已经花时间从不同的生命点着手对该丧失进行反省，但也显然并未使之得到解决。然而，这个早餐插曲鼓励我重新回到自己的治疗中，并更深入地探究我生命的那段时光。最终，那些疗程所能做的就是找到这段丧失背后更为深刻的意义。对我而言，我不仅失去了与自己心心相印、全心全意爱着的伙伴，而且也无法原谅自己对它的死所要承担的责任。即便过去这么多年，我仍感到极其内疚——甚至羞愧——我居然忘了提醒父母不要让它到后院去。这种不可原谅的立场导致：内心对自己的严苛指责；警惕避免任何类似的疏忽；身体内的紧张与不安感；并且不断监测并丰富想象中的最糟状况。

现在，假使我的PDP倾向偏于愤怒而非恐惧，或许，在中毒事件之后，我的生活就会充满强烈的愤怒，我会对那些伤害动物或忘记保护他人的人大发雷霆。或者，倘若我的PDP偏向悲伤或痛苦的话，那么我对关系就会变得小心谨慎，极其担心被拒绝、遭到社会性遗弃、不被爱。然而，我的PDP偏向恐惧，因此，尤其容易出现预期性担忧，时刻在警惕再次忘记本该记得的事情。

在我本人的治疗中，我试着去接纳一个14岁大的男孩有一大堆事情要忙：朋友和家人、作业和家务，况且，前额皮层正在重建中。如此一来，我可以触碰到他，并且，最终原谅了他（即我自己）所做以及所未做的事。我原谅了自己忘记提醒父母。当我顽固地执着于对自己的悔恨和所感知到的失败时，我就把自己困在与自己的战争中。倘若无法在自己的治疗中实现休战，我就无法超越那个困境。我已经尽力做到最好了。

此时此刻，我的治疗师与我之间的（全然）存在、契合以及共鸣也出现在我对自己的态度中。我必须接受这个丧失，它将被真正整合到我的长期叙述中去，这个叙述即有关我过去、现在和将来是个什么样的人。我必须识别那种羞耻感，它将我困在既害怕又厌恶的内在痛楚感之中。它不仅让我觉得自己做错了事，也让我觉得我本身就有问题。触碰到那个被锁在无形牢笼中的小男孩，这至关重要的一步，是我获得自由所必需的。

然而，解脱不会带走我们的人格。它引领我们与自己的本然状态和谐相处。它解放我们，使我们更好地成为自己，而不是远离自己。因此，我并不期待自己偏向 PDP 恐惧面的倾向性会改变。那种倾向性会得到舒缓，而不会禁锢我。于是，当东西掉到地上的时候，我发现自己更加自在——无论是实质上或是象征性的。我想，甚至连我的孩子们都已注意到，我对他们的来去也没有那么大的反应了，对他们的生活状态也更加宽容。因为我已经接纳了自己在他们那个年纪时是什么样的以及当下的我又是什么样的。

第十一章

转 变

转 变

成为正念的治疗师，不仅要求我们对事物原有的状况保持开放，还要我们对它们每时每刻的变化保持开放。正念观照的深刻洞见之一就是：没有任何事物是保持不变的。无论我们是通过禅修，舍弃过早给出的分类，亦或只是带着觉察密切地关注着内外部世界而获得这种视野；正念要求心智清楚地知道内外部现实的无常本性。

我们的心灵本身也是不断变化的。对那些尝试基础的内在观照训练的人来说，最初会深感意外的事情就是：他们原以为会体验到内在的稳定和预见感，却发现事实上面对的状况并非如此。当他们以为自己已经抓住了心智的面貌——瞧，可不是，它又改变了！

由内而外看清生命的这种动态本性，它唤醒了第四维度：时间特性，即我们意识到事物怎样在年、月、日、时、分、秒的时间跨度中演变。从许多层面来说，时间整合的核心留意转变的发生——我们如何面对与生命有关的重要的存在性问题：从对确定性的渴望直至为死亡而挣扎的无常。

每一个瞬间——Dan Stern（2004）提出，持续了5至8秒——其中便蕴含了某些人所说的"一沙一世界"。音乐中的乐节和舞蹈中的动作都抓住了这种时间上的瞬间。我们甚至可以在大脑中找到对某个瞬间觉察之物的图像的电物质表征。这表明：存在一系列神经兴奋模式集合与我们对世界体验之道最深层的主观感觉相关。这些聚合的瞬间也许就是一个独立的世界；是时间之河中的建构整体。然而，萦绕在两个瞬间之间的转变也是重要的现实维度，我们作为正念的心理治疗师可以深入其中。关注不同瞬间之间的转变使我们的感知力得到淬炼，并且让我们学会用更精准而深刻的方式来看待我们的心智——先塑造自身的正知技能，再惠及他人。

让转变呈现在心智之前是很重要的，如此一来，我们就准备好在清明中监测状态的变化了。一旦变化出现，它就会打开一扇窗口，从而发现重要的改变机会。换句话说，某种固有进程导致了变化的产生，而一旦这个变化被注意到，就有可能有意识地调整其方向。我们正是通过这种方式提升了正知的力量，使之监测并改变能量和信息之流，这也是我们加强心智力量的核心所在。当我们亲身尝试，我们正念存在的能力就得到加强；当我们向病人传授这种正知技能训练时，则有机会为他们的生活带来转变。

假如回顾创伤那一章的内容，我们会看到，创伤遗留问题造成的未解决状态，因为正念的参与，带来不期而至的状态改变。我正拿着一颗治疗感染的抗生素；那颗药掉在地上；我的狗移动了；我突然进入惊恐状态。这是一个自动切换的例子，从早餐时心智的统合状态到我追着狗满屋子跑的混乱状态。在之后对这一变化的监测中，我能感觉到从整合到无整合的运动。正如我们所看到的，对能量和信息之流的感知揭示出我源自青少年时期的未解决创伤。透过对状态间转变的注意，从而凸显了它们的结构。实际上，某个瞬间随着时间变迁不断重组经验的成分，并建构出一种连续性整合之感。然而，心智的某种状态——对关联瞬间的更大集合——比起其单独成分，也许具有更长的持续时间。正是这些状态转变让我们看到如何移除僵化峰值和狭小高地，并创造出更灵活的生命运动。然而，首先，我们必须记录这些转变。正如对比色的反差可以让我们更完整地欣赏不同色度的色相，关注不同状态之间的变化也会增强我们对这些状态本身具体结构的感知能力。

关注不同状态间的转变是未解决创伤的重要治疗元素。在正知之下，我们不仅学会怎样更清晰地感知能量和信息之流，还学会将其塑造得更具特异性。正知的这种改变层面是通过调整状态变化的方式得以展现的。各种治疗方法都假定这种调整方式，冠以不同的名称，例如穿梭（"shuttling", Cozolino, 2002, 2010）、摆动（"pendulating", Levine, 1997）以及陪伴（"staying with", Minton et al.,

2006；Shapiro，2002）。从 IPNB 角度来说，关于这一点的基本看法是：人们可以学会从自身未解决创伤的被动观察者和受害者成长为内心状态的主动铸造者。他们可以学会调整自己的内心世界，将其从混乱或临近整合的边缘带到整合的和谐状态。当然，这通常需要正念治疗师紧密、协同的关注，在通往治愈之路上，沿途提供指导与陪伴。在某种情感状态或在记忆的耐受性窗口的边缘和中心之间来回移动，病人会体验到正知所赋予的力量。我们正是这样穿梭、摆动、陪伴或利用安全之所的想象拓宽耐受性窗口的。通过有意体验位于窗口边缘却仍然处在整合状态中，我们就能拓展窗口的边界。而这种整合状态则来自治疗师和来访者正念存在下出现的复杂性双元扩展。假如与出现的任何情感或意象共处时，病人都能觉得安全，那么，这种双元之地便拓宽了他的内在窗口。从神经可塑性角度来说，跟踪窗口边界的转变，这种体验提升了注意的积极能量，从而使大脑中围绕创伤记忆的内隐因素周围的自我调节能力发生改变。正如我在记忆领域的恩师 Robert Bjork 所说："记忆提取便是一种记忆编辑。"在此，对转变所进行的积极调整会引发突触变化，从而真正整合未解决创伤中的无整合因素，使之进入一个更连贯的状态。它们同时也是缓解非安全型依恋束缚的焦点，在非安全型依恋下，会持续出现狭小的高地和僵化的峰值，其人格模式将是坚硬且固着的。

大脑基础

我们用心智状态一词来笼括一组塑造了我们内在主观生命的功能性概念，所涉范围从情绪到记忆。这种状态可以通过各种方式向别人表达，既丰富了我们的互动方式，又以非言语信号对内部世界进行外部交流。眼神交流、语调、面部表情、手势和身体姿势以及这些反应的强度和速度，每一方面都揭示了我们的内心状态。

我们离开可能性水平面，向外来到或然性效价高地，于是就进入了心理的特定结构状态及大脑的激活状态。生活正是如此进行：我们不仅处于可能性水平面内的开放流动性中，从人格倾向的高地、心理特定高地状态到特定心理活动时刻变化的具现化峰值，我们也会带着这些全然地参与到世界中去，从而实现与他人之间的互动。从水平面到高地这种主观层面的移动至少会带来情绪体验。在生理层面，我们会体验到神经的准备状态，称做启动状态。此时，神经系统激活特定突触模式的可能性增大，而后者是激活峰值的基础。由于人格使某种特定心理效价状态更容易出现，因此，高地具有产生某种特定峰值的倾向性。继而，这个高地会使某组特定峰值出现的几率变得更高：我们的状态会催生出从属于状态的特定想法、情感或记忆。

作为综述，图 11.1 会使用可能性水平面的视觉意象（源自第一章），并从转变的角度来对此进行审视。从水平面向外的每一次移动都提高了神经兴奋或心理体验的或然性。我们离水平面越远（在 y 轴上），高地面积就越小；于是，我们越局限于某种特定心理或神经兴奋状态出现的可能性。此时，沿着 z 轴，体验的多样性受到更多局限。直至我们进入一个峰值，或然性就变得确定，或者成为百分之百。那一刻，我们就出现了某种想法或情绪，或者某种神经兴奋模式。这里要说明的是：峰值循环模式会禁锢我们的生活，而转变则包括减少这些模式出现的倾向，以及降低并扩展我们的高地、心理和神经启动状态。如此一来，我们的生活便会存在更多的可能性。

治疗着力于从峰值到高地的转变，以便减少根深蒂固的峰值反应。此外，降低并拓宽高地的临床尝试，则是深刻转化过程所涉及的内涵。正念修习使我们沉浸在开放的可能性水平面内，让这种锥体转变（削低峰值、降低并拓宽高地）成为我们个人努力的目标。

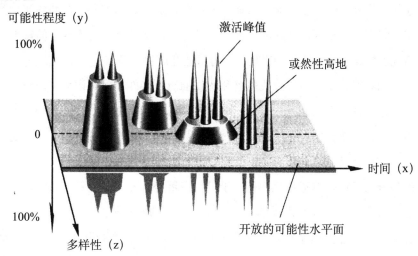

主观体验

可能性程度（y）

100%

激活峰值

或然性高地

0

时间（x）

100%

开放的可能性水平面

多样性（z）

神经元兴奋

图 11.1　可能性水平面和跨状态转变。我们在第一章就见过这个视觉比喻（从那里可以看到这个图的原始说明），用以表示人类经验中的不同维度。在这里，我们会把重点放在水平面和转变上。回想一下，峰值代表了某个时刻特定的心理激活或大脑的具体状态——激活以该时间点的特定互动方式呈现。特定激活的循环模式束缚了我们的生活，削低峰值意味着推动转变，从而远离这种模式。高地代表了心理状态或神经兴奋模式，具有各种不同高度和宽度的形态和程度：较低意味着神经兴奋可能性较不确定，而较宽则象征着更丰富的多样性、更多的倾向性。从这个层面来说，我们试图帮助自己和来访者降低并拓宽他们的高地；减少厌恶及重复的情感、想法或行为产生的可能；开启各种不同情境下更多的可能性状态。正念训练包括让心理和大脑向开放的可能性水平面内的有意运动。我们会拥有来自这种状态下的新峰值——从一个更灵活、更具适应性的有利位置来体验思维、记忆、情感和感知。当前状态下出现了正念觉察和接纳性神经模式，由此推动了转变。随着时间推移，通过对这种心理状态和神经兴奋的反复训练，我们就能在生活中培养出具备这些有益特征的持续性特质。

回想一下，可能性水平面的视觉模型基于或然性的核心概念。这种对心智和大脑形态的描绘是建立在对现实的深刻洞见之上的，它的阐释基础既包括量子力学，也包括有关第一人称主观体验的知识。每种心理状态和每组激活的神经回路塑造并形成下一刻演变的可能：在水平面上下的心理或神经或然性产生特定形态的移动。在水平内之内，我们栖息在开放空间中，一切皆有可能发生，并且所有事物出现的可能性都是相等的。然而，当我们进入自己的人格——进入各类型的高地特定模式中——就引起了可能性的变化，随着时间推移，运动会演变为特定形态。我们的人格倾向促使我们向某个特定方向运动，即进入水平面模型中的某个高地。接着，从高地的特定状态，有可能会产生更精准的一组峰值。

假如我很悲伤，与导致我失落和忧伤的历史事件相关的记忆也许更有可能被激活。这些特定记忆是我的峰值；我的悲伤状态则是高地。如果我是属于 PDP 悲伤组，那么，它就会是我广泛的高地群。在我感到悲伤的某个瞬间（一个特定高地），也许没有任何特定记忆被激活；没有峰值产生。然而，我即刻便会想起生命中悲伤的往昔，无论是有意还是无意。于是，我蓄势待发，要从那个高地进入特定的峰值。最终的结果是我当前的主观体验和过去的回忆都充满了一种低落、悲伤、沮丧的感觉，假如这个状态持续下去或越陷越深，我就会开始感到无助和绝望。如果从峰值向峰值移动，那么，我就会怀疑我的生活究竟有多糟。我感到禁锢、无助、绝望。在大脑方面，悲伤启动状态唤醒了从属于状态的突触反应以及记忆、想象、归因、社会关系的神经串联表征，它们也都充满了悲伤基调。我的情绪是高地，而低落的心情则占据了峰值。

然而，假如我不属于 PDP 悲伤组，短暂的悲伤感并不太可能消耗掉我进化而来的所有高地模式。也许有一些感到忧伤的峰值，然而我的愤怒或恐惧的 PDP 不会以这种忧伤的方式来强化痛苦的高地。我会更快地从这些峰值中走出来，下降到这个悲伤高地乃至其下，并且换上另外一种存在方式。我也许并不倾向于沮丧，这种倾向反而是我那位悲伤 PDP 的表弟所拥有的。相反，假如我的 PDP 倾向于愤怒，我就会迅速变得紧张，很快便爆发了，比起悲伤和沮丧，我会更易于受到其他困境的伤害。对悲伤或分离痛苦、生气或愤怒、恐惧或焦虑的厌恶回路是怎样使我们对困境的特定形式情有独钟，引起我们生活中称为精神障碍的功能性障碍的，这将会是我们后续研究的主题。现在，认识到这点，身为治疗师的我们可以利用神经可塑性的力量通过我们在契合、共鸣关系中的（全然）存在，帮助病人把注意焦点引导到一种有利于大脑朝向整合转变的方式。这个架构已经搭建好，等着我们去探索。

在持续的心智状态和大脑活动中的来回转变，是治疗中的时机。来访者的体验会从峰值移动到峰值——我们曾在觉察之轮练习中对此进行过探索——我们可以教会他们去感受那些高地，它们正是峰值生起之处。正如我们之前探讨过的，耐受性窗口揭示了一个特定状态：我们的激活程度会有个或大或小的跨度，在这之中，个体可以保持整合状态。在窗口之外，会出现混乱或僵化，或两者兼有。我可以学会体验悲伤，处于某个特定高地中，而不会崩溃。这可以被看做是我们扩展自身高地的途径，由此我们也拓宽了耐受性窗口。（我知道，此时，你的耐受性窗口也许会缩小。不过，请容我讲完，因为这些视觉模型非常有效；因为我希望通过在工作和生活中的直接实践，你很快就能发现这点。）然而，在其他时刻，或在其他人身上，这个窗口也许会因悲伤缩小，而哪怕出现稍微一点有关这种狭小而高耸的高地、这种坚硬而根深蒂固的悲伤状态的迹象，都会让我陷入混乱。创伤是一种重要的体验形态，它会缩小我们的窗口，尤其是在当前的情境——无论是内部还是外部——与过去某个特定时间相吻合之时。整合妥协了；而我们的状态迅速从连贯转变为不连贯的僵化、混乱或两者兼具的状态。对不同状态之内和之间的这些转变加以留意，这是我们身为正念的心理治疗师进行监测的关键层面。

在大脑之中，神经整合涉及广泛分布区域彼此间的协作和平衡。一旦整合，这些系统就进入到了一股和谐之流。倘若整合所必需的分化或连接受损，和谐就被功能失调取而代之。其形式包括情绪失控、冲动行为或干扰性记忆；以及情绪封闭、生命力受到某种束缚、感觉卡在某处。这些混乱或僵化状态表明了受损的整合可以看做是一种脉动，使身为治疗师的我们可以了解整合在何时何处受到阻碍。

引导神经系统回到整合是一种直接方法，我们通过激发大脑的神经活动和生长（SNAG），使之迈向健康。如何实现则取决于我们对能量和信息之流的感觉能力：它们如何流动于广泛的神经系统中（大脑）；在我们自己和他人之间分享（关系）；以及如何对其进行调节（心智）。基于这种原因，我们必须磨练自身的三觉知能力，去感知幸福三境中的流动，方能成为正念的心理治疗师。多数的三觉知会融入能量和信息之流，穿越从和谐到混乱和僵化的转变，继而借助正知，引导这股流动回到整合状态。

正如我们所看到的，在心理治疗的 IPNB 取向中，整合领域可以成为关注焦点。个体可以拥有次优的依恋体验、压倒性创伤或先天的气质特性。其中，有些是遗传而来；有些是偶然发展而来，它们会对不同领域造成阻碍，使之无法达到整合的连贯状态。注意到状态下的转变甚至是跨领域的转变，一个正念的治疗师可以分辨出哪个整合领域受到损伤。举例来说，我们感觉到某个个体不经常使用右脑模式的非言语信号来跟别人沟通他的内心体验。那么，帮助这个人从左脑主导的生活转变为左右半脑并重，将是迈向横向整合同时完善人际整合的途径。同理，人们可能会"与脖子以下隔绝"，无法接收身体传来的信息，由此造成缺乏纵向整合的生活。在这种情况下，通过正念专注——带着谨慎而富有创造力的悲悯意识——我们可以携手共同进入一个纵向整合的状态，这些重要的身体信号会成为日常生活中皮质意识的一部分。

然而，另一个融入转变之流的例子出现在检查时间整合的过程中。前额皮质使我们可以描述时间。于是我们会知道过去不同于现在；我们会感觉未来就在不远处。这些前额时间地图使我们获得计划的能力，思考现实本质的乐趣以及偶尔为我们的存在目的和生活意义而劳心伤神。这些看上去自相矛盾的对确定、永恒、不朽的内驱力与生命现实的不确定、无常、死亡的困惑，恰恰是时间整合的挑战。

如我们所见，整合是对各分化部分的连接。在时间整合中，我们并不是要放弃我们的内驱力转而用现实来取代。相反地，我们会接受对确定性的本能追求，同时也让步并接纳现实的不确定性。从现实转到渴望再回到现实中，有助于让心理在这些时而相互交战的两极体验中转变。学会对内心状态的变化进行调整，将这些重要转变调节成能量和信息流动的模式，从这个层面来说，这本身就是通往整合之路的重要组成部分。

正知技能

将自己带回心智轮毂中，让呼吸进入其自然韵律，身体进入自然姿势（希望对你来说，现在它已经成为一个自然的练习）。如今由经验证实，我们确实有可能停留在开放的轮毂觉察中，让自己进入任何有意选择的关注主题。正式进行这个正知技能练习时，简单地想象轮毂并感觉呼吸会使觉察之轮的感觉恢复活力，将轮毂和轮辋分离，并让一同开始出现之物进入觉察领域。我们可以专注于呼吸，融入吐纳之流；我们可以对轮辋进行回顾，把对外在世界的五种感官感觉、身体第六感、心理活动本身的第七感以及关系的第八感统统带来。

我们也能接收轮辋的整体状态，感觉这个大千世界以及心的状态。一旦我们感觉到轮辋上活动之间的间隙——无论这些活动是从哪个扇区出现的——我们都能立即瞥见大脑正准备要以特定方式反应。这就是高地，峰值由此升起，成为意识中不同的激活点。

要进一步探索心的某种状态，就让我们综合一系列觉察之轮练习。在你融入呼吸之流并进入轮毂之后，注意这种开放觉察的空灵感是怎样充盈在你身体中的，这种感觉被人描述为开阔的天空、深邃的海洋、无限的可能。这些均是心智对开放潜能体验的表征。这是开放之心的觉察，是可能性的水平面。

现在，请你觉察时间如何带着体验穿过这个开放的水平面。无论体验到什么感觉，你都要留意我们所说的或然性高地，在这种效价状态下，某些类型的想法或情感更有可能出现。感觉你对这种有偏颇的兴奋状态、这种内心特定结构的体验。你也许会注意到特定的情感、想法或记忆出现在心智之眼中，随之进入觉察，并成为重点。只需让这些心理活动、这些大脑活动波的峰值出现、维持，而后消退、离开注意的焦点。注意这些峰值、这些轮辋点之间的间隙，试试看你是否能感觉到这些空间的样貌？它们是否有某种颜色、某种基调、某种温度？当峰值进入衍替，你是否注意到一种熟悉的间隔感，那是共有的高地，附近的峰值都从此处产生。又或者峰值似乎是出现于水平面本身，直接从开放可能性的空灵中向上升起。

由于其他心理活动进入觉察之中——它们成为这个瞬间的激活峰值——试试看你是否能跟随它们在此刻显现，而后随其消逝。注意万物是怎样无常和瞬息万变的。催生这些峰值的高地——神经元启动状态、心理状态——或开放的可能性水平面，均提供了连接，使峰值之间产生转变。

在这些峰值模式的生生灭灭之中，你也许会感觉到它们来自同一个的高地。这是心的效价状态、或然性增强状态，由它塑造而来的精神生活倘若不是完全无形的，通常也是模糊不清的。假如你能感觉到这种形态，那就让它成为你注意的焦点。试试看你是否能发现思维和情感产生的共同基础。对有些人而言，会随机产生一系列心理活动——生日聚会的某个记忆、有关他们支持的政党的某个回忆、民主重要性的理念以及为自由而战的士兵们的图像。这时似乎并未出现连贯状态——又或者其中存在着状态的转变？在每个激活峰值之下，也许均存在某种相异的心理状态。既有这个特定心理活动的根源，又各自显现不同的结果。你也许感觉自己从某个高地状态向上移动到特定心理活动的峰值上，然而，接着，发现自己又回到不同的高地中。有时，心理活动正是通过这种方式使两种心理状态得以相连。这种连接表明峰值本身可以实现转变，从一个状态转到下一个。

状态是种一体化的倾向，它的产生和消失与特定心理活动的转变并行不悖。然而，状态与某种或然性、启动状态、行动准备有关；而活动是某种特定的神经兴奋模式或心理活动，来自广阔无垠的可能性和较为有限却依然多样的或然性。当我们从可能性水平面移至激活峰值，就是从零升至百分之百的确定性，这种转变会产生瞬间的快速变化，我们就会体验到沉浸状态。然而，有时我们的状态会更持久。此刻，亦或最近，你感觉到焦虑状态下的压力、低落状态下的收缩或是高度兴奋下的欢欣鼓舞。此时，出现什么样的身体感觉、意象、情感和思维，它们相互缠绕，翩然起舞，融入你内心之歌的律动中？这些是激活峰值模式、我们的轮辐点。我们的感知穿过内心世界的诸多元素，向不同类别之间的空间敞开，并揭示出该瞬间可能会出现的潜在状态。

一旦这种组织运动的感觉在意识中变得清晰，请你注意如何使这种状态中的变化成为关注焦点。现在，不要让状态本身成为你的关注主体，请它们退居其次，转而让状态中的变化成为基本的关注点。现在，你注意到了什么？你能感觉到间隙之间的转变吗？这些状态是阻塞的还是流畅的？设想一下，假如处于持续的抑郁状态，那么，各种不同的想法、感知和记忆可能都会向低落、贬低、低能量形式偏移。此外，抑郁状态会延续到连接激活峰值之间的这些间隙中。如你所见，我们将断言这种缺乏灵活性、缺乏变化的整体状态，会是这个人生活中的主要问题。

学会监测这些状态转变——或缺少转变——之后，现在是时候探索我们怎样去调整它们了。假如在反省练习中，你感觉到某个状态缺少能量，那么，试着把眼睛睁得更大、让更多光线进入，看看能否提高唤醒水平。甚至，向上看也能改变身体状态、提高能量水平。转动你的眼睛，使之朝向某个方向，这种探索也能改变激活状态。其他用以改变状态的身体调整包括：更深地呼吸，向头顶上方伸展双臂，然后向侧边伸展并缓慢地弯腰靠近地面。在瑜珈和气功中全都是有关身体姿势转换的内容，它们提供了状态转变的古典方法。

调整的关键始于对状态转变受阻——或者变化变得混乱或中断——的时刻进行监测。在僵化状态下，我们可以使用身体运动来改变唤醒水平，并且可以通过提升专注力来穿越痛苦状态。举例来说，假如你把注意专注于疼痛或不适，你就会发现最开始，这种感觉会加剧。假如你与这个关注点待在一起，尤其是如果你能为这个状态命名（比如：疼痛、担忧、怀疑），你会发现整体状态开始发生改变。这就是"命名从而降服"的体验：保持（全然）存在，以语言来标识内心世界。

当我们可以与觉察中一切渐渐出现之物共存，并且学会调整这些状态，使之更为灵活，我们便找到了一条途径，使心智状态的转变成为通往整合体验的一部分。我们可以把这些转变描绘成我们有意识地改变高地，使之变得更宽；对从中产生的峰值有更少的限定性。此外，另一种解读方式是，我们适应性地把自己从一个阻滞的高地中带出来，进入水平面内，继而创造出另一个高地，更灵活的全新峰值会从这个崭新的构造中出现。

状态整合

从源自基因遗传的古老的大脑回路到经验塑造而来的现代的大脑路径，我们有各种心智状态。我们基本的动机驱动在进化史中被唤醒；并组织行为去寻找舒适感和联结，去探索和玩乐，去储备资源和克服挑战，去交配和繁殖。这些基础的动机系统影响我们心理的当前状态。满足我们的需求，要求我们跟随这些状态；目的是创造出一种可以满足我们需求的生命。

我们所拥有的诸多心智状态构成了我们存在的基础。假如某个特定状态无法融入现有存在的状态，假如我拒绝让玩乐、性、攻击、征服成为我心理状态清单的一部分；那么，我就可能无法对其他人身上的那些相同状态敞开心扉。一旦我像海绵一样吸收了表达来访者状态的信号，它们会推动他的内在状态向下穿过我的脑岛，并且把皮质下兴奋模式转化为觉察之外的神经兴奋状态。当那些身体、脑干、边缘系统的启动和兴奋模式改变之后，这些变化会通过脑岛记录在我的前额区域中。最终，我会通过内感运动汇集这些关于内在状态的线索，并得知我的感受。这些内在感受——如果我对它们保持开放而不是通过一些消极方式进行防御——就能让我精确地感受到另一个人正经历什么状况。假如我拒绝让某些状态进入我个人存在方式的范畴；那么，我从病人身上吸收的这些内在感受就无法被我欣然承认或接受。即使我自己尚未觉察，来访者也会感到他并没有处于安全之所，我无法看到他，我们的关系出了某种差错。保持正念要求我，作为治疗师以及迈向转化之旅中的陪伴者，对自身有碍于整合的部分保持开放。在这种状况下，我自身受阻的状态整合以及该情境下的混乱或僵化，就不仅是我个人的不协调，它还可能会导致治疗进程的失效。我于自身所无法容忍的，也无法容忍它出现在他人身上。

身为一个正念的治疗师，我必须带着好奇、开放、接纳和慈爱进入我自身的心智状态中，如此一来，我才能对病人的状态保持正念专注。请注意这个观点所建议的是，我们需要进入轮辐点及其间的间隔中，方能呈现我们整体的共鸣状态。这些激活和启动主宰着我们的内在世界——对自身内心状态中的这些变化保持开放，或许是最可行的了解他人的入手点。由此，我们可以看到，带着自我悲悯去认识自己是保持（全然）存在的核心起点。假如一个病人被困在某个效价高地中，而我无法容忍它在我本人身上存在；那么帮助那个人做出转变以便更灵活地进出这种状态则会受限于我自身的未整合状态。我的窗口是狭小的，我就无法把我的病人带"进来"。相反地，我会将其推开或忽视。我的病人觉得遭到回绝或轻视；而我则感到茫然、无法意识到对方的痛苦，并且还陷在一种缺乏整合的人际状态中。

在整合之下，我可以培养出不同面向的分化，包括心智状态。假如我对自己的某些部分无法敞开心扉，那么，我将无法接受来自来访者的这部分状态。对这些状态的后续接合需要我们去接纳它们迥异的性质，即便与我们的期望相左。举例来说，假如我为发生在来访者身上的不公待遇感到愤怒，我可以允许自己出现这种心理状态；与此同时，觉察到必须保持对来访者的开放，接纳他无法保护自己免受这种对待。我无须否认自己的情感反应以避免淹没我的病人。我可以服从保持平静的需求，或许根本不需要提及我的愤怒（至少目前不要），并鼓励病人去探索他自身的体验，而无须让他顾及我的愤怒。那是我自己私下要处理的事情。当然，治疗会诊是如此强烈而实时的，以至于作为治疗师很容易就把我们未解决的问题和残余的心灵垃圾带到关系中来。这是职业危害，要作为重要议题严加注意和防范：我们必须这么做，以尊重治疗界限。

然而，许多治疗师发现，最有效的时刻出现于我们不由自主地与来访者站在同一立场时。认识到不同状态之间的转变力量，可以在完全尊重治疗关系及其重要界限的同时推动这种联合。作为整合领域之一，不同状态之内及之间的相连使我们可以发挥直接效用，将新的连贯性带入生活之中。某个特定状态需要具备其内部的凝聚力——以及灵活性。回想你个人的需求，你会发现自己是如何让这些状态在你生命中盛极一时的。我们也在不同状态之间寻求连贯性，不同的是，这次是在不同状态的转变中去寻找。你的各种迥异状态如何能够达到协作？你怎样在每天、每周、每月当中找到时间去培养诸多的存在方式？

请允许我稍微偏离一下正题，转而探索一个有趣、有效而且我认为很神奇的有关转变的整合应用实例。这个讨论会直接涉及我们内在具有的多种状态，并且可以引导我们有效地促进状态整合。

作为一名教育工作者，我很幸运可以与有各门学科背景的各种类型的人认识并共事。这些人中包括一家叫做蓝人组合（Blue Man Group）的多媒体娱乐公司。当问及他们创作蓝人秀的基础时，他们向我描述道，追溯起来，当初他们觉得应该创造出相互之间具有张力的角色原型。舞台上"秃头、蓝色"的演员所呈现的这些思维形态（mind-sets）有六个不同的名字——正如我们将会看到的，它们正好符合不同的心智状态概念。我认为，这些不同状态之间的转变是一个极其重大且醒目的实例，揭示出对立两极的整合也许在大脑中存在着对应的神经机理。"一旦所有这些思维形态都参与到某次表演中，"Wink 说道，"观众便似乎更投入，而该表演则会更精彩而完整。"

以下是成对列出的这六种思维形态：英雄（Hero）和傻子（Innocent）；团体成员（Group Member）和魔术师（Trickster）；科学家（Scientist）和巫师（Shaman）。Chris Wink 最近在温哥华和平高峰会（Vancouver Peace Summit）上的演讲中声称这些演出不仅是娱乐，它还激发了观众的想象力。这让我想到这些原型之间的区别与它们在舞台上的联系很好地描述了有关整合及其协作的重要意义，这真有趣。

英雄这种角色的心态具有明确的目标并且试图有效而明确地达成这些目标。与此相反，傻子则处于"初心"的状态，毫无预设地接受这个世界。对我而言，英雄和傻子之间的转变代表了自上而下和自下而上的神经过程之间的张力。生命既需要英雄，也需要傻子：我们要从经验中学习，也要带着鲜活的开放性接纳这个世界，以事物原有面貌去看待它们。单有任何一种状态不能获得完整而平衡的生命。

团体成员的心态让该角色可以融入团体舆论。很多事可以通过团队完成——然而，有时"团体思维"会导致破坏性行为（想想种族歧视和种族灭绝）；并且，显然在推动一致性的过程中，创新会受到限制。魔术师状态则违背期许；发现规则并破坏它们；挑战超越团体规范的极限。创造性的生活，甚至作为一个团体，也需要我们偶尔打破常规、跨越界限并鼓励对新的存在方式进行尝试。以最佳方式将团体成员和魔术师结合起来，我们就能在这两种同样重要却截然不同的存在方式中转换。

科学家小心翼翼地收集数据，并使用逻辑来分析其线性形态。演绎推理、寻找世界中的因果联系，这是理解事物的重要方式。然而，看待现实的另一种方式是使用直接领悟的心。这正是巫师这个思维形态的作用。沉浸在直觉中，巫师在非逻辑、非言语的推动下去理解生命，基于灵性关联感跟别人沟通。这两种觉知途径都很重要——或许基本上在左脑（科学家）和右脑（巫师）中得以呈现。演绎推理是左脑所负责的；而直觉和心灵感应则是中部前额区域所处理的，主要出现在右半脑。

事实上，其他的两极思维形态也可能具有双边主导性。社会现实法则使团体成员趋向一致性，这很可能是左脑主导下的状态；而魔术师则受右脑处理模式的想象和新奇思考所驱动。英雄制订计划并试图达成目标,是左脑模式主导的心理状态。这是目标导向的觉察之轮的轮辐,旨在到达心智的特定目的地。与此相反,傻子也许更像是开放的监测状态,与此相关的,或许可以称做由右脑主导、自下而上的接纳状态,接纳来自轮辋的一切。

假如这些构想是正确的,那么蓝人组合自发创造出来的这些心灵的形态也许揭示出了他们意想不到的整合探索。目睹他们精彩绝伦而令人愉悦的表演,观众也吸收了美妙整合最和谐而迷人的时刻,沉浸于这些状态之间的转变中。

在作为正念的心理治疗师的工作中,我们可以吸收这三对心理状态的概念,并且仔细思考我们怎样在生活中允许、支持乃至培养出这些心理形态。我们怎样允许自己兼具英雄和傻子的特性?我们是否赞成科学家和巫师的不同认知方式?此外,我们可以培养出作为团体成员的重要一面;与此同时,偶尔也有勇气和自觉成为魔术师吗?这些不同状态对我的启发是:它让我意识到每一方面都是重要的;此外,推动这些不同存在方式之间的转变,会使我们获得更为整合的生活。

第十二章

训 练

无论在正念的心理治疗师的生活中，亦或是正念治疗的工作中，训练都是不可或缺的成分。我们一直在探索成为正念的心理治疗师的过程中的各种概念、大脑基础、正知技能练习。你所学到的用以开发自身正知能力的技能训练同样可以应用在来访者身上；帮助他们促使大脑更加整合、心智更为连贯、生活更具韧性，并且在与他人的关系中更好地共情。通过正知技能练习，获得训练的心智可以改变大脑，在此，我们有机会对潜在机制进行回顾，并且再深入一点，看看如何将之与你的生活和工作融合在一起。我们也有机会直接审视心智如何通过心理训练过程改变大脑结构，并形成更完整的神经回路。正是通过这种途径，受过训练的心智可以对大脑进行重组。通过这一路上的亲身体验去了解它，你就能够为别人提供这种训练。

为了展开训练工作，我们会探索一些有关大脑的内部结构振奋人心的新发现。训练涉及有目的地提升体验力量，去改变人类大脑的功能和结构。正如我们所看到的，我们曾经使用觉察的力量，通过特定的注意聚焦方式塑造了能量和信息之流。出现这种流动之后，心理调节进程通过启动神经关联的特定模式，增加了大脑关联的结构性改变，由此推动大脑神经元的传导。这种神经可塑性至少涉及三种成分：创造并增强突触连接；刺激新的神经元生长；此外，增加轴突髓鞘长度从而提升神经电脉冲的执行速度。这些神经可塑性层面——突触发育（包括突触调节）、神经发育和髓鞘发育——每一项都有助于该瞬间神经元兴奋状态发生转变，成为改变后的神经结构中的持续特质。

　　我们听说过同步兴奋的神经元会串联在一起。这是弗洛伊德结合律（Freud's law of association）＊以及赫比突触（Hebbian synapse）的基本概念。新异性也能刺激这个过程伴随着神经干细胞的分化，进入大脑整合回路中特殊的神经元中。训练过程会促进这些支持细胞——称做神经胶质（glia）——产生包裹着神经元轴突的髓鞘，稍后我们将对这一训练进行详尽剖析。一旦建立了突触连接，通过突触的生长将现有的神经元或从神经元发育中新生的神经元连接起来，我们就为整合回路奠定了基础。而一旦该回路中的神经元不断被激活，少突胶质细胞和星形胶质细胞（支持性神经胶质细胞）会感觉到兴奋并将髓鞘包裹在相互连接的神经回路上。

　　此处的关键在于：髓鞘会使执行速度提高 100 倍。虽然所有神经元在兴奋过后都需要休息，然而髓鞘可以减少该休息时间——称做不应期（refractory period）——除以 30 倍。你可以想象一下，最终结果是：假如你和我是同一回路中的神经元，而我们早已训练有素，则我们之间的交流会比无髓鞘的配对神经元快 3000 倍。在大脑中，快 3000 倍的效率意味着我们的功能性连接会使其他神经元沟通相形见绌。就大脑整体来说，它可以看成是一个竞争激烈的房地产市场：只有最积极的竞价者才能获得行动权。在这种情况下，经过强化的沟通就会超越其他竞争者；而我们的回路就会成为最突出的选手，对作为整体的大脑神经兴奋产生全面的影响。

　　接下来，你也许会想了解，我们怎样才能铺设更多的正知髓鞘？我们怎样能训练大脑激活特定回路，如此一来，无论正念意味着什么，我们都能推动生理层面激活特定神经束，使这些回路被髓鞘包裹起来？这恰恰是我们这一章所要探讨的内容。

＊ 原文为 Freud，但译者据上下文推测，此处 Freud 应该是指弗里德里希·奥古斯特·冯·哈耶克（Friedrich August von Hayek），此处的结合律应该是指在 1952 年的《感觉的秩序》（*The Sensory Order*）中，哈耶克主张是联结主义的假设形成了神经网络和许多现代神经生理学的基础。同样也是在此书中，哈耶克提出了"赫比学习法"。而他延伸的"赫比突触"（Hebbian synapse）则对全球的人脑研究有相当大的贡献。——译者注

大脑基础

在世纪之交，一种叫做弥散张量成像（diffusion tensor imaging）的新技术使我们可以为活人大脑中的髓鞘回路制作出电脑模拟图像。这些前沿观点揭示了先前动物研究的发现：训练的时间与包裹相关回路的髓鞘量是成正比的。专长、练习和髓鞘这几个概念是紧密相关的。要成为一个正知行家；应学会观察并塑造我们主观生命中的能量和信息之流，所以我们就要训练心智让髓鞘包裹大脑的特定区域。

有关髓鞘的研究表明，这种油脂罩伴随着丰富环境中突触连接的增长而增加。由于髓鞘是白色的，因此这些变化会通过大脑特定激活区域中增多的"白色物"反映出来。通过在同时兴奋的神经元之间建立新的突触连接，我们就能快速学习。这是记忆形成的基础。然而，记忆的突触这个故事并未描绘出技能获得的完整画面。在最近一本阐述天赋和技能的书籍中，Daniel Coyle（2009）从科学家对神经可塑性领域的探索中呈现了一组极具魅力的洞见。在《天才密码》（The Talent Code）中，Coyle 一再声明以下有关髓鞘和技能的概念："技能是包裹神经回路并根据特定信号生长的髓鞘脂屏障。"Coyle 采访了大量个体，包括我过去的导师 Robert Bjork，并引用他有关技能训练的话："那些看上去难以逾越的障碍，从长远的眼光来看，原来是必要的。"我们将会看到，Bjork 有关面对障碍的益处这一概念——而不是去逃避障碍——被证实是一个关键要素。它会刺激技能发展，还可能推动髓鞘的缠绕和维持而创造出训练有素的整合回路。

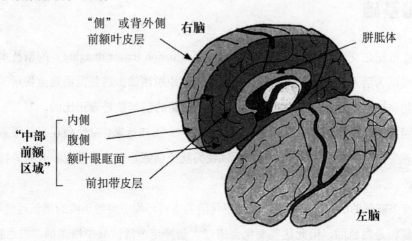

"中部前额皮层"区域

"侧"或背外侧
前额叶皮层 **右脑**

胼胝体

内侧
腹侧
额叶眼眶面
前扣带皮层

"中部前额区域"

左脑

图 12.1 大脑左右半球。这个图也展示了"中部前额皮层"坐落的区域。它包括了左右半脑的前额皮层的内侧和腹侧、额叶眼眶面皮层和前扣带皮层。胼胝体连接了左右半脑。来源 Siegel（2007a）。

　　一个经典概念认为专项技能来自 10000 小时的刻苦学习。虽然我们中许多人已经或多或少学会观察心智；经过多年与他人的互动和在自己以及来访者身上进行内在反馈，我们可以通过特殊训练进一步淬炼这些技能。我们很可能不需要再有 10000 个小时的训练去创造更精练的技能，然而，我们的确需要特定的训练方式。

　　Daniel Coyle 使用的一个术语对我们探索正念的心理治疗师的训练将大有裨益：深入实践。他是这样来描述这种心理或生理形态的训练本质："深入实践有点像是探索一间黑暗而陌生的房间。你缓慢地开始，你撞到家具，停下来，思考，然后重新开始。慢慢地，带着些许疼痛，你一再去探索那个空间，尝试错误，每一次你所触及的区域就扩大一点，直到你能凭直觉迅速地穿过它，这样你就创建了一张心理地图"（Coyle，2009）。深入实践的本质是让自己沉浸在体验中——就我们而言，就是对能量和信息之流的觉察。当我们潜入内心的海洋、Coyle 所比喻的黑暗房间，我们需要创建一张版图。我们通过稳定正知镜头的开放、客观和观照，一直在探索这片领地。这鼎立的三足本身便是心智技能，而且很可能涉及包裹我们不同回路的髓鞘，尤其是前额区域。当这个新的三脚架得以固定之后，我们就能凭直觉更有效率地穿越这片心灵空间。在深入实践的过程中，假如我们更细致而深刻——即更精准地感受能量和信息之流，我们就学会心灵的语言。

开始的时候，这可能看上去对我们有点难，当然对我们的病人也是如此。然而，在技能发展过程中，Coyle 指出："在深入实践中，极尽所能地去尝试你原先几乎不可能完成的事情——然后，你的技能回路会做出反应，变得更快并且更准确（2009）。"虽然这对我们和来访者来说也许有点难，但这种努力对发展出真正的正知技能却是至关重要的。"奋斗并非选择——它是神经系统的必要条件：为了让你的技能回路最易得到激活，根据定义，你必须让这个回路在不是最优的情况下兴奋；你必须犯错，然后注意那些错误；你必须教导你的回路；你也必须不断激活这个回路——比如说，进行练习，为了让你的髓鞘妥善运行。毕竟，髓鞘是具有活性的组织。"

奋斗并非选择。深入实践的核心观点是你去靠近错误，而不是避免它们。在 Coyle 看来，音乐表演、运动技能、象棋、数学等方面的天赋都共享这一通用途径。这些训练场所提供了对待"失败"的不同态度。"深入实践建立在一个悖论上：以特定目标方式去奋争——允许自己犯错、似乎在犯傻——会让你变得更聪明。或者，换一种稍微不同的方式，体验你被迫放慢速度的地方；去犯错，然后改正——这正如你爬上一座被冰雪覆盖的山，一路上会磕磕绊绊——但结束时你会变得敏捷而优雅，而你甚至不会觉察到。"（2009）

把这些深刻的见解调整成适合我们的正知技能训练，我们就能看到一个正念的心理治疗师可以通过系统化方法将他自身的水平提高到新的层次。"窍门在于选择一个刚好超出你当前能力的对象，作为奋斗目标。无的放矢并没有帮助，要够得着才行。"这个概念和维果茨基（Lev Vygotsky，1934 或 1986）的最近发展区一致。这个区间是我们自己所能做到之事跟我们在一位向导、老师或导师的帮助下完成之事所存在的差异。Coyle 指出，在文艺复兴时期，伟大的天才都得益于学徒制。年轻人拥有一种协作关系，他们要通过做事去学习，而不仅仅是理解概念或独自阅读。深入内心就是我们在诸多章节中始终在进行探索的"沉浸"。从诸多层面来看，身为治疗师的我们可以担任指导老师的角色，照顾来访者的最近发展区，推进他们的正知技能，比他们自己所能达到的更深入一些。这种构想是：发展出观察内心世界的技能，继而引导它朝整合运作。

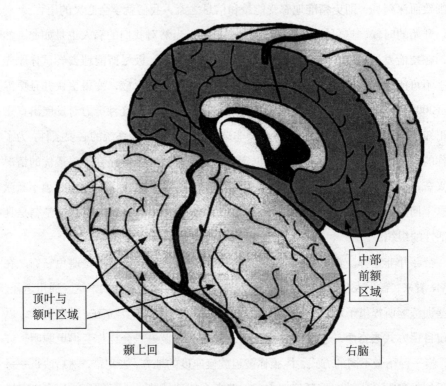

图 12.2 "共鸣回路"包括镜像神经元系统（MNS）、颞上回 (STC)、脑岛皮层 (IC, 这个图中无法看到，它位于皮层下，把这些区域和内边缘区域以及下方的身体连接起来）和中部前额区域。来源：Siegel（2007a）。

我们用以发展正知的是哪一种回路？当我们感觉到能量和信息之流时，大脑的哪个区域被激活？我们怎样增强神经回路来引导该流动，使之迈向整合？共鸣回路似乎是我们创建正知地图并调转精神生活迈向幸福的核心要素。要以更具体的深度来探索这点，就让我们开始回顾正知技能建设的练习，看看这些体验的内在心理层面跟神经兴奋的生理层面会有怎样的相关。这么做的时候，让幸福三境带着整合的大脑、共情的关系和富有弹性而连贯的心智呈现在由正知所绘制的心智跟前。

正知技能

理解了我们自己的正知技能训练，我们可以把我们的努力概括如下：我们学会感觉并引导内在体验、与他人的关系以及神经回路中的能量和信息之流。我们通过这种方式强化了三觉知，对幸福三境中的能量和信息之流进行观察。

这个过程的第一步是用开放、观照和客观的三脚架来固定正知镜头。在练习中，我们试图专注于呼吸的努力因为注意被其他事物分散而一再"失败"，通过面对这一"错误"，我们对该技能不断进行训练。我们的任务是重新引导注意的方向，而达到开放状态的关键在于要在慈爱和理解下完成这项任务。当我们注意到自己关注呼吸的意图时，很可能也在使用类似的回路组让自己可以关注其他意图，镜像神经系统是我们共鸣回路的一部分。与此同时，我们需要保持对意识的觉察，跟踪注意何时游离，然后亲切地把焦点移回呼吸上。虽然这个技能训练也许显得极其简单，它却会使生活产生深刻转变。正如我们之前提到过，这正是William James 所声称的：这将会是"无与伦比的教育"。即便没有再教导其他内容，在我们和来访者身上，我们依然迈出了重要的一大步，创造出大脑健康的日常形态，去支撑大脑推进神经整合的训练项目。

当正知镜头具备了某种程度的稳定性，我们就能进入下一步的正知技能训练。将这些步骤分解成小块，把觉察放在那些挑战点或"成长边缘"——而 Coyle 或许会从运动训练的角度，称之为"错误"——现在，我们可以开始把觉察之轮的轮毂从轮辋中分离出来。从简单却重要的觉察之觉察（元觉察）出发，并且注意到我们想要分辨心之暗室的结构。是的，我们将会常常撞到"房间"里的家具，然而，既然已经出发，这样的奋斗就在所难免。"定向的、以错误为焦点的练习是有效的，因为创建一个良好回路的最佳方式就是传导出去、关注错误、再次传导，如此反复。奋斗并非选择，它是生物学需求。"（Coyle，2009）让我们澄清一下："以错误为焦点"对我们而言，是指把自己带到我们感觉舒适的区域的边缘，在这个靠近混乱或僵化的地点自在游走。我们正是这样推动耐受性窗口去感觉心智的无限潜能，并且通过深入践习提升正知技能的。

　　深入实践包括我们来到边缘地带并进行密切关注。就神经可塑性而言，密切关注也许跟化学物质的分泌是联系在一起的——比如脑源性神经营养因子（brain-derived neurotrophic factor，BDNF），来自局部兴奋的神经元，或来自下橄榄核（nucleus basalis）的乙酰胆碱（acetylcholine），它们增强了神经元连接之间的生长和凝固（参见 Doidge，2007）。当前有关神经胶质的故事也许会说明这些支持性细胞是怎样侦测到反复出现的神经兴奋，并将髓鞘包裹在这些激活的细胞上的。假如我们进行深入的训练——进入我们的成长边缘并密切专注——也许我们就能十分明确地将训练中激活的共鸣回路髓鞘化。请注意密切关注我们的成长边缘、"关注我们的错误"是一个至关重要的特征，以更强大而有效的方式推动我们的技能迈向更高水平。如此，我们便能在训练之下成为正知的行家。

　　让我们来看看训练如何组织、激活、使神经髓鞘化，进而强化我们共鸣回路的相互连接。这正是训练整合大脑的方式。首先，从我们自身入手，确定我们体验并建立了自己的正知回路。接着，我们就能够向病人提供这种深层训练。请注意，我们与来访者的最终目标是一致的：聚焦注意，以便激活特定回路并改变其关联，以此整合大脑。

　　密切的专注为神经可塑性搭建了舞台。这也许涉及突触发育、神经发育和髓鞘发育。正知技能训练开始于谨慎关注能量和信息之流。从练习中可以看到，这种感知训练完成了两件事：觉察让我们能够把注意力有意地聚焦在信息之流上，这指明了将要激活的是哪个神经回路；另外，密切专注促进了神经可塑性。

　　当我们专注于分辨出现在觉察之轮轮辋上的第八感之时，我们正在把心理活动分块，因此轮辋上的微小因素就能彼此区分，并与觉察本身的心理感觉进行区分。我们尤其强调轮辋上不同扇区之间、轮辋与轮毂之间的区别。在 Farb 及其同事（2007）的研究中，只需 8 周的正念训练，个体就能区别不同的觉察之流。轮毂本身，正如我们所提及的，具有至少四类可区分的输入之流：感觉、观照、建构性概念和非概念性觉知。这个 SOCK 分化有利于我们的正知技能，因为我们接纳了各式各样的体验这个世界的途径。跟某些正念觉察的观点不同，我们在此陈述的立场是，正念并不仅是单纯的感觉。虽然感觉之流是至关重要的，它将我们从自上而下的既有习得束缚中解脱出来，但是，正念是指接纳体验世界的所有途径。

我们可以带着过往活在当下；伴随着好奇、开放、接纳和慈爱（COAL）靠近它。我们甚至可以在感觉之流中体验过往的记忆。在创伤治疗中，实际上需要整合所有的觉察之流去探索不可抗事件的记忆层，我们去感觉那些回忆；带着一定心理距离进行观照；进而，当我们从疯狂中创造出意义，就能从概念上理解它们，并透过一种更深刻、非概念性的觉知使之深留于脑中。

正知技能训练中的深入实践包括进入这些截然不同的心之舞步中，然而，又能看到更完整的画面。我们正是如此精心设计每个片刻的步伐，一个动作又一个动作，同时，也创作出完整的舞蹈。这与记忆保持或语言习得有关的"组块"极其类似，我们先学会字母 l、e、t、r，之后会把单词 letter 当做一个组块来念。因此，我们也能以同样的方式来处理共鸣回路的成分。

大脑健康：如何通过正知训练将状态整合成特质

在之前的工作中，我们可以看到中部前额区域的九种功能就是我们正知训练过程所体验的组块，假如你愿意的话。这些功能包括身体调控、契合沟通、情感平衡、反应灵活性、恐惧调节、洞见、共情、德行和直觉。你也能感觉到我们的技能训练练习早已涉及中部前额功能这些基础构件中的多数。

身体扫描使我们密切专注于内脏的内部状态、肌肉以及四肢和脸部的运动。仔细地聚焦注意，一次一个部位，来自信息之流和来自身体各部位向上通过脊髓的板层 I 而后进入皮层下脑干和下丘脑区域的能量之流，很可能在这个第六感上建构起沟通束。对第六感数据的专注会增强板层 I 输入信号从这些较低、皮层下区域向上传递，进入前扣带回和脑岛。首先进入后部，继而是前脑岛，在扣带回前面部分和脑岛之间的身体数据，连同有关身体的空间位置的顶叶输入一起，都有助于形成身体对自我感的定义。注意的谨慎专注也会与纺锤细胞的快速执行齐头并进，纺锤细胞连接这两个前部区域并且有利于自我觉察的形成。这对正知之鼎立三足中的观照具有重要作用，当我们转向觉察的观照之流时，注意就被稳固下来。

契合沟通作为正知技能的组块之一，把经验自我和观照自我结合起来。当我们体验每个瞬间感觉鲜活的事件进入心智轮毂的焦点中，我们可以看到对一切正在涌现之物的这种开放性。我们把注意聚焦于感觉之流，当我们放下期望和判断，并把自下而上之流带入对当前这一刻密切的觉察专注下，我们的内在契合就会如繁花绽放。这种内在契合会产生反馈性一致，我们会刺激神经兴奋，并最终使大脑的整合纤维获得生长。人际神经生物学观点认为，在人际如亲子之间，或者在内部观照自我与经验自我之间，契合刺激了大脑整合区域的激活和生长。在深入实践的反复激活下，我们可以想象这些整合回路会被髓鞘包裹，而且它们对大脑全局整合功能的影响也会增强。

这是我们整个方法的核心点：内在和人际间的契合刺激了对不同分化区域神经活动的连接，继而促进神经元发育、突触发育和髓鞘发育，而这实际上将会创建出一组更加整合的神经回路。当前这一刻的整合神经兴奋正是通过这种方式成为长期巩固的整合回路的：刻意制造的状态由此成为长期的特质。

情感平衡作为正知技能训练的一部分，使心智专注于整合河流及与之并行的耐受性窗口概念。在跨时间的河流中、某一刻时间片段中窗口的开放空间里，心理机能和谐而连贯；与他人的互动充满共情；大脑处于整合状态。在河流两岸，亦或窗口边缘，我们走向混乱或僵化。情感平衡聚焦于我们内部的情感状态通过哪些途径达到特定唤醒水平，让生活富有意义和朝气。过度唤醒，生活变得混乱；缺少能量，生活则变得死气沉沉，陷于僵化之中，甚至连神经可塑性也会在这种贫瘠状态中关闭。情感平衡作为技能训练的重点，建立在对混乱或僵化的监测上，并带着我们到达正知的第二层面：调整。我们已经学会调整自己的内在状态，当唤醒水平过低的时候就提高；过高的时候就降低。监测和调整内心状态是正知推进自我调节功能的核心体现。

反应灵活性是我们在行动前暂停的方式。这是输入和输出之间、感知与行动之间的时序空间。在训练中，我们可以完整接纳内心状态——情绪感觉、强烈思维、行为冲动。然而，伴随着监测这些内在心理活动的重要能力，我们就能在心理活动和生理行为之间置入一个空间。我们可以解除自动化反应的束缚、唤醒心智，并创建重要的情感停顿和社交智能。这个空间可以被描述成巩固的心智轮毂，它使所有轮辋活动得以显现；然而，我们也可以选择约束行为。感觉呼吸、当心灵游走之后一次又一次将注意拉回到这个目标上，这些行为是对该执行功能的灵活性重要维度进行基础训练。呼吸觉察训练跟其他基础练习一起，塑造了我们鼎立三足的客观性。在这种训练下，我们可以将轮辋从轮毂中分离出来，让心理活动成为我们当下体验的一个层面，而非全部。这种从轮毂中分辨出轮辋活动的觉察练习，是我们更灵活反应的重心。

调节恐惧如今已被证实涉及对中部前额区域的激活，从而抑制生成恐惧的边缘杏仁核活动。这对我们的技能训练是个好消息，因为我们可以学会强化轮毂，使之"喷射更多 GABA 黏液"到燃烧的边缘区域。GABA 即神经递质 γ - 氨基丁酸，是一种可能由于皮层激活而分泌的抑制肽。这是"皮层覆盖"，使觉察可以调节皮层下的恐惧状态。也正是通过这种方式，正如对于正念特质者的研究所揭示的，有时我们会通过命名去克服恐惧。（这是 David Creswell 及其同事在 2007 年所进行的研究，证实了说出某种情绪的名称会降低杏仁核兴奋，它是跟随着命名过程中内侧和腹外侧激活而出现的。在正念特质者身上尤其如此。）

对他人的共情是我们通过慈爱练习而直接激发的，此外，也可能由于我们发展出内在契合。在我们内在精神生活中对他人呈现出一种悲悯而关爱的态度，这会使悲悯回路被激活。在普世性的无目标指向的同情研究中，发现了通过伽玛波呈现出来的最高神经整合状态（参见 Lutz et al.，2004）。后续研究应该要进一步探索这个观点：神经整合与悲悯确实紧密相关。就心理层面而言，带着慈爱和关怀接纳另一个人的内心状态，显然是一种将分化的精神重心进行联结的形式，是个体和人际类型的整合。

从中部前额角度来看，洞见指的是一种自我认识的觉察。Endel Tulving 称之为"自知意识"。Tulving 也创造了新词"心理时间之旅"，个体在其中连接了过去和现在以及预期中的未来。我们在此意义上使用洞见一词，我们的觉察不仅注重当下的感觉，而且也自由而有意地纳入过往元素（在之前各种有关存在、契合和共鸣的反省练习中），同时也想象一个渴望的未来（在慈爱练习中）。或许在过去、现在和未来的组块中，我们会融入建构性概念的觉察之流。我们可以想象，自我实际上是我们自身建构而成的概念。我们可以检测观察模式、派生事实和复杂观点，并构建理论及原理，所有这些都会孕育出技艺精湛的行为。概念从它们本身的性质来看，可以赋予我们自由，并提供深入理解自身以及这个世间的洞见。虽然这的确是一种以自上而下为主的流动，不过它是个重要维度。通过它，我们整合了认识自身内外世界的各种途径。

当我们提到道德想象力，我们所唤醒的不仅是以"你"来描绘的共情地图，或是以"我"来描绘的洞见地图，而是以"我们"来描绘的第八关系感觉。德行涉及我们对自己身为大千世界一分子的觉察，我们不仅出于自身利益而致力于为他人谋幸福，而且也因为"他们"就是"我们"。正如身体各分化的器官系统一样，在健康状况下的有机体是作为一个综合整体在运作的。心脏细胞不会从相距甚远而截然不同的肾脏细胞那里去提取资源；皮肤细胞不会想要主宰肌肉细胞。每一方都相互协作，如同它们就是同一个身体的组成部分……当然它们本来就是。正是如此，正知地图创造出"我们"，让个体直接成为大千世界的成员，而德行正建立于此之上。然而，整合不会使一个人失去其特性——这与同质化是不一样的。从这个层面来说，德行深刻地反映了这一整合基础——我们是独特而又彼此相连的，我们不仅是单个部分的总和。为整体做出贡献会获得一种深刻的意义感，因为它揭示了我们本就彼此关联的本质真相。

随着唤醒新的觉察水平，一种直觉感进入我们的感受。从中部前额角度来看，当我们的轮毂向第六感输入敞开时，我们把"身体智慧"带到皮层意识中。然而，这种智慧并不属于逻辑思维或概念分类。信息的海浪或许从并行分布的内脏（一种直觉）和心脏（一种心灵感应）的处理器中产生，此外，遍布大脑的整合回路也赋予我们深刻的非概念性觉知感。这是我们 SOCK 中的 K（觉知），使我们觉察之流的所有成分得以完整。

在深入实践下，我们把内心海洋之旅的挑战变成髓鞘覆盖下的整合回路。穿过这九个中部前额功能层面，我们就能淬炼出关注的力量，使心智推动神经可塑性，由此整合大脑并转化我们的生命。这是推动我们的生命朝向健康迈进的正知之力。

第十三章

蜕 变

蜕 变

在训练下，我们强化了有意塑造而来的状态，使之成为生命本身的特质。作为正念的心理治疗师，我们把这种定期训练——希望你能每天进行——当做自我呵护的一部分。与健身一样，每天进行正念觉察训练会产生并维持神经回路的整合，让大脑保持健康。就现实的心理层面而言，深入的正知技能训练可以看成是一种心理训练形式，它加强了我们对能量和信息之流的监测和调整能力，包括大脑和人际关系领域。

因此，我们个人生活中的蜕变是个前奏，由此开始，唤醒觉察、创造出具有连续性的心智、整合大脑，并把慈爱带进关系中。而这些关系始于最靠近我们的那一端，即我们跟自己的关系。正念与自我悲悯天衣无缝地交织在一起：像对待最好的朋友一样对待我们自己。无论是自我导向还是他人导向的慈悲都使我们虽受重压仍能慈爱；面对错误而能谅解；面对脆弱不乏温情；虽处迷惑却不失远见。正如比丘 Mattieu Ricard（2005）强烈要求我们去思考的，利他是一个比悲悯更宽泛的概念。是的，我们愿意帮助别人（以及我们自己）去减轻痛苦。整合也会涉及这样一种利他感：因别人的欢喜而欢喜；因其自豪而自豪，希望给世界带来正面力量。正是这些感觉带领我们去接纳完整的体验，从喜悦到痛苦，我们与他人一起，就如同他本是我们自身的一部分。这是整合的概念与事实所拥有的力量，体现出了对生命这一奇迹的慈爱、悲悯、利他和感恩。

正知关注我们怎样更清晰地观察内在世界并将其转向整合。通过分离轮毂和轮辋，觉察的内部状态成为一处圣所，我们可以带着每天苦痛和欢喜的共鸣状态进出于此。蜕变是指释放这个内在圣所，使之成为我们生活的家园。从这片心灵之地中，我们带着深刻的承诺和参与感，获得了迎接生命变动的韧性。我们由此穿越生命、操纵流动，在僵化和混乱的两岸之间乘风破浪，航行在和谐与整合的生命不断涌现的河流中。

大脑基础

到目前为止，纵览现实的一体两面对你来说也许已经是件很自然的事情了。你也许想到在蜕变的大脑基础这一节，我们会看到神经回路的整合怎样带来协调而平衡的神经系统的和谐运作。从贯穿全书的各种探讨中，我们可以看到，神经整合的全局概念提供了一个看待幸福的极其有效的框架。假如在你本人或者来访者们的生活中探查到僵化或混乱或两者兼具的时期，你就能肯定有些整合层面受损了。分化受阻或连接受损都会导致整合障碍。

为了培养整合功能，可在有意塑造的状态下强化特定大脑区域。这些区域是各式各样的，包括：中部前额区域，连接皮层、边缘区域、脑干、身体相应部位乃至来自别人大脑的社会信号。如我们所见，皮层的、边缘的、脑干的、躯体的以及社会的信号都通过中部前额皮层的整合纤维交织在同一个功能整体中。在上一章对中部前额区九种功能层面的深入探索，甚至注重这些区域觉察的心理训练，都有助于促进它们的发展。如乔·卡巴金对我说过的（那是 2005 年我们初次在心理治疗网络会议的公共场合中对话），这九种功能不仅是正念修习的结果，它们也是持有正念的方式。

大脑中通过整合而强化的其他整合领域包括：连接左右脑的胼胝体、将内隐元素融入外显记忆的海马体、连接身体平衡与认知和情感过程的小脑。我们看到神经系统的其他层面也起到了显著的整合功能，例如连接前扣带回和脑岛的纺锤细胞，此外还有顶叶及其在身体和自我觉察中的重要作用。科学很可能会不断揭示出新发现，阐明将各分化部分连接成功能整体的实质。

我们可以认为，蜕变是指我们从无整合状态进入整合状态。正如我们提出的，情绪本身就是整合之变化，蜕变是一种情绪再生。关键在于，我们如何"激励以重装"我们的、来访者的甚至是这个世界的大脑？假如蜕变带来的是一种美满的生活，在那种幸福、安乐的状态中，充满着意义、联接、智慧与安宁。那么，我们怎样在个人与集体生活中使这种整合状态得到滋养？

要回答这个问题，我们就要回到心智改变大脑的神奇能力上。缺乏来自神经可塑性领域的革新眼光，我们只能无可奈何、漫无目的地寻找答案。认识到我们可以通过特定方式有意地聚焦注意来培养整合，这使我们充满力量，无论是身为个体、治疗师，还是唤醒生命迈向健康的世间大众。

正知技能

正知是观察并塑造自身之内与我们之间的能量和信息之流的能力。我们已经定义了心灵的核心层面是调节能量和信息之流及关系进程。虽然定义心智在心理健康、教育、科学或哲学中都并非广泛之举；然而，通过提出一种操作性观点，把心智的中心层面视为调节，我们就能鉴别其核心的监测与调整成分。没有定义，或只是对心智活动做描述，那么对于如何加强这些调节性心智功能我们便毫无头绪。作为治疗师，我们准备帮助来访者改善并增强他们正在形成中的大脑和关系中对能量和信息之流的监测及后续调整能力。这是建立心智定义所带来的蜕变力量，使我们能够帮助别人和我们自己，迈向整合的生命。

我们已经看到，蜕变需要我们固定正知镜头以便更稳定地感知能量和信息之流。稳固之后，我们的观察就会更清明、更深邃、更广阔。开放、客观和观照可以通过培养而获得，并形成稳固的三足鼎立。缺乏清晰观察，就很难有效地进行塑造。这些技能可以有意识地培养，个体在监测能量和信息之流的过程中将得益于此。

同样地，对该流动的调整也是一项通过训练人人皆能掌握的技能。作为正知训练的一部分，我们已经看到这项技能的良好发展会涉及一种深入实践，它会促使髓鞘生长并包裹相连的神经回路。被髓鞘包裹、由突触连接的整合回路使技能得以发展。调整能力需要我们融入能量和信息之流，方能转变这股流动：我们可以降低或提高能量唤醒状态，而且能影响能量和信息在大脑和关系中移动的方向和内容。这说明了心智既是具体化的也是关系性的。

透过强化后的三足鼎立所支撑的正知镜头，利用不断提升的能力来观察继而引导能量和信息之流，我们就能回答那个问题："我们怎样将心智塑造得更健康？"这正是整合架构的关键之处。正知包括但不仅包括正念或观照内心世界。正知架构不仅使我们跨出了为心智下定义这一步，还把心理健康的操作定义界定为整合。我们侦测那些混乱或僵化的时刻，而后探索主观生命中的这些层面，寻找缺乏连接或分化的解决方法。要达到深刻蜕变，我们就要直面生活的挑战。去靠近而非回避这些关键的生活层面，我们就能接纳这些挑战，使之成为成长机遇。

在蜕变体验中，至少有八个整合领域可以成为关注的焦点。我们将会看到，第九个消融领域也是更大图景中的一部分，我们会在本书的最后一章来探讨。前八个领域提供了通往个人蜕变的框架，也是心理治疗中人际神经生物学取向的组织重点。也许你已经从本书各章内容中归纳出这八个领域了，实际上，通过审视成为正念的心理治疗师的诸多 TR，我们的叙述早已涵盖了这八个领域（见图13.1）。

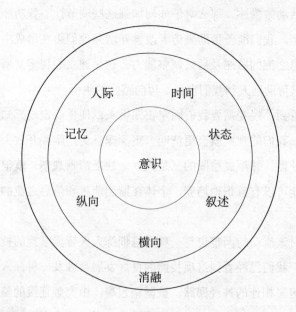

图 13.1 整合领域

每一项正知技能训练条目都是为了创建这八个整合领域中的一个或多个。无论在你的个人成长还是专业工作中，你会自然而然地富有创造力，在这些基本原则的指导下去探索深入实践的新形式。其实概念很简单：带着这些观点，假如它们适合你，那就以你个性化（差异化）的方式来应用它。最终，身为正念的心理治疗师，我们都会成为整合之人。我们的主要工作是把整合从分化与连接障碍的束缚中释放出来。关注挑战而不只是不断演练已然妥当之物、推动深入实践，它对技能发展和髓鞘生长都至关重要。一旦我们做好准备，与别人一起去塑造他们的整合，我们就有机会在自己的生活中获得它。

接下来是我们在之前的探讨中早已触及的整合领域。这些领域在临床个案上的应用可以在其他文章中找到（参见 Siegel，2010）。在此，身为正念的心理治疗师，我们将回顾这些领域何以成为我们使自身生活发生蜕变的一部分。

巩固和整合领域

意识整合从本质上讲涉及对心智轮毂的塑造。如此一来，我们就能区分轮辋所象征的心理活动和轮毂所象征的觉察本质。轮辋的前五感元素把外部世界带入我们的觉察之中；第六感扇区把身体的内部数据带进来，由此激活内感运动；第七感则允许我们去体验传统定义下的心理活动，包括思维、情感与记忆以及信仰、态度和意志；第八感使我们可以觉察到与自己密切互联的本性、我们与别人以及这个大千世界的关联方式。同样地，或许你能构想出其他感觉——我也很乐意倾听这些体验和观点。我们的觉察之轮训练直接创建出了整合领域的重要起点。

有助于意识整合的正知技能同样也能通过其他的正念训练而获得，就好比行禅、瑜珈或太极。如我们所见，正念已经在全球践行：古往今来、融贯东西，它是一项在宗教被使用的人类技能——它本身并非一种宗教修行。虽然有些教育项目碍于身份而羞于将宗教这位不速之客请进世俗机构中。然而实际情况是，研究现已证实，正念觉察训练（例如正念禅修）实际上是提升身体、大脑、心智和人际关系健康运作的途径。正如我们看到的，修习正念技能的实习医师们在处理压力时表现得更好，并且较少出现职业倦怠；医学院学生则对病人更具共情。这显然不是一件坏事。（参见 Krasner et al., 2009；以及 Shapiro, Schwartz & Bonner, 1998）

然而正知能力不仅包含这些重要的正念技能。有意地专注于当下这一刻而不被判断带走，这是我们第一个领域——意识整合的层面之一。相反地，我们看到，正知涉及对三觉知的培养，如此一来，我们能观察并引导关系中、通过广泛神经系统贯穿全身的大脑中以及具有调控作用的心智中的能量和信息之流。我们带着三觉知，继而利用这些正知反省技能清晰地监测内在世界，并策略性地将其转向整合。一旦正知镜头稳固下来，我们就能开始锻炼心智轮毂，探索并塑造其他的整合领域。

横向整合连接了双边分布的神经功能元素。这种整合形式在左右脑都会产生，此外，也包括处于同一侧却散布在神经系统中的整合形式。举例来说，在感觉运动整合技巧下，我们可以把高水平的视觉进程和相等水平的听觉进程连接起来，这可以看成是横向的，因为这些不同元素是在同一处理水平上，即使它们有可能都发生在大脑的同一侧。左右脑的区分更大程度上也是关于处理模式、不同的信息之流，这些是可以相互连接的。

就整合的双边模式而言，我们会看到左右脑模式在许多层面彼此都存在差异。右脑无疑是发育得更早的，有关整体、非言语和视觉空间的；同时在自传式处理中占主导地位，涵盖全身的综合地图，是压力反应的主要原因。与此相反，左脑是较晚发育的，有关线性的、语言的、逻辑的、文字的，且热衷列表。

拥有两个独立的大脑半球，使我们体验到两种能量和信息之流的统合系统。通过左脑来感受现实，与通过右脑感受现实在本质上是截然不同的。很自然地，许多人希望避免以左右脑功能分化观点（dichotomania）来夸大这些差异。这种担忧是很合理的。大脑整体自然是致力于功能结合的。然而，成千上万年来，我们的脊椎动物弟兄们在其神经系统的生理和功能层面都早已拥有截然不同的不对称性。事实上，早在数百万代前，右脑和左脑就具有不同特性。即使功能成像揭示了血液流动模式在左右半脑皆有所变化，神经系统损伤（创伤、中风、肿瘤）的病例还是支持了比较动物学的发现：我们人类大脑也是极不对称的。最起码，我们可以使用"模式"一词以尊重两者在许多功能中做出的诸多贡献——然而，承认不同的信息流动模式确实存在于我们的体验中。最终的关键在于整合，并且不要偏爱某一方。然而，现代文化似乎更喜欢左脑处理模式，由于右脑不具有那么容易表达的言语性语言、有力的线性或逻辑辩论陈词，右脑模式基本上没有能力（在文字上）为自己辩护，因此，要依靠我们所有人为这个似乎将要败诉的一方来"辩护"。

整合左右脑就如同打造一段美好的婚姻。任何人都不应该期待夫妻双方会变得完全相同。相反地，两个人会发现他们的整体要远胜于单独部分之和。因此，连接左右半脑就是在培养协调的同时也尊重差异。我们在本书及其他诸多著述中已经看到这种双边整合得到塑造和滋养的诸多表现：自传式叙述变得连贯，而关系则蓬勃发展，甚至会绽放出圆满和活力感。

每一个整合领域都会有助于其他领域。纵向整合并不比左右脑差异来得更奇特。身体输入向上移动，穿过脊椎中的板层 I，沉淀在脑干和边缘区域，而后基本上进入右脑，使内感运动成为以右前扣带回和右前脑岛来调解的进程。在右顶叶区域甚至有全身的整合地图——而左侧都没有。因此神经研究发现指出，躯体信号从身体到达脑干再到边缘区域，先到达右侧皮层，而后再到左侧。皮层右侧与身体的这种紧密关联使纵向整合与右脑觉察的培养相互交叠。我们接收身体的非言语信号，带着它们向上真正地进入由皮层调节的觉察中。这是纵向整合的核心。

各种不同的发展性适应会使这个及其他整合领域在演变过程中受到损害。鉴别出那些导致纵向隔离的经验因素很重要，它将开启重新连接身体和头部大脑的进程。然而解开发展性适应的原因仅仅只是探索和改变之旅的起点。下一步是通过激发大脑神经活动与生长（SNAG）而迈向整合：通过增强板层 I 的输入，并促使皮层不仅能容纳接受这些数据还能喜爱它们，从而刺激神经激活和生长。拓宽耐受性窗口；接纳这些身体状态进入觉察，这是纵向整合的本质。身为治疗师，对一切正在涌现之物保持开放是我们的入手点，之后我们就能邀请来访者进入他们的身体体验之旅。我们已经看到，一旦我们可以进入契合的双元状态，我们的耐受性窗口就拓宽了，我们的来访者就能进入其自身内心世界中涌现而出的信任和安全状态；而在此之前，它是令人望而生畏或封闭的。

　　过往事件最初在不同的内隐记忆形式中埋下突触连接，从而被编码进入我们的生活。这些形式包括我们的情绪、感知、行为反应，或许还有身体感觉（我之所以说"或许"，是因为还尚未有人对这个主题进行过正式研究）。我们将心理模式的发展作为对这些体验的综合，而后通过这个由过往塑形而来的镜头来过滤当前的互动。启动状态也是一种内隐进程：大脑基于这些自上而下的经验过滤器以特定方式做好反应准备。

　　记忆整合要求我们从这些更自动化而固定的内隐编码元素中建立一个灵活的记忆形态。海马体，位于边缘系统的内侧颞叶深处，就像一个内隐拼图装配器，它把这些碎片综合到更大的事实和自传式记忆框架中。现在，当我们回想外显记忆时，就会在内心产生这种感觉，觉得来自过去经验的某些东西进入意识中。在外显过程中，我们可以通过刻意创建的搜索进程灵活地检索各种元素。由此我们便能"了解"世界以及自己的生命真相。

　　融入信息之流，我们可以静观其变，而且有时可以清晰地感觉到这股流动何时进入内隐层的自由形态……它塑造了此时此地的感觉，让我们无法觉察到它来自过往之物。记忆整合的一个关键部分是：如实接收；与此同时，保持概念性认知（SOCK 中的 C），知道我们在这个瞬间觉得真实的感受实际上是种内隐检索。把观照（O）带进来同样有助于推动我们离开自动状态。这是各种觉察之流的多层次整合，把我们从未解决事件的束缚中解脱出来。我们学会因命名而降服坏情绪，也发现将压力状态或不适情绪置于觉察的接纳领域中确实会平息皮层下的风暴。研究甚至表明，右腹外侧前额皮层在多数的调节形式中起到积极作用，包括以情绪标签来使情绪恢复平静（参见 Creswell et al.，2007）。感觉把一切带进来，如实接纳事物，包括当前未解决问题的无整合状态；觉知则让我们可以感受到整合就在不远处，我们生来便拥有权力让生命的自然之流进入整合。我们在觉察的开放空间里感觉记忆，通常为它们命名，并让它们得以平息，并被容纳。

　　叙述整合把"观察者"的功能带到另一个水平上。我们有一个"叙述者"功能，以左脑模式为主，透过第三人称视角纵览我们的生活。甚至在说"我"做了这个或那个的时候，也具有这种特性，我可以很容易换种说法：今天"丹"做了这个。极端一点来说，对生活的叙述可以是一种分离形态，把我们固定在观照之流中。

我们处于一种远离、冷漠、分离的存在状态。然而，叙述整合是指让观察者与观察对象交织在一起；是指紧密连接身体体验和右脑的非言语领域以及逻辑、线性、语言、观照的左脑处理模式。连贯叙述不同于理智化的冷漠的逻辑叙述。连贯是真正地理解我们的生命；是每时每刻完整地感受鲜活的体验，并把它融入记忆和对崭新未来的愿景中。

理解生命意义的某个部分与反思过往有关。我们已经看到，孩子跟父母会有怎样的依恋关系，其最佳预测指标是父母对自己生命的理解。关于这个问题，基于初步的调查和沟通，我个人的看法是：父母的正念反映在他们与孩子的共处上，这与他们在讲述其生命故事时呈现的（全然）存在能力是相同的。我相信，在成人依恋访谈中叙述连贯性所应具备的内在契合，与培养安全型的亲子关系中所需的人际契合是一致的。

当你去靠近自身不同存在状态时，（全然）存在也会产生。不同时间的自我是由各种分化的状态所定义的，而状态整合则是指对这些分化状态的联结。各种不同的需求、渴望和互动模式结合成重复的存在模式，由此产生了"自我状态"。我们可以拥有打网球、做爱、研究宇宙、做菜、打理花园的自我状态。每一种状态都是一个可以有效运作的聚合整体。然而人们会觉得好像要成为"整体"，通常这对他们就意味着"同质化"。这种单一性的意象与我们多样性的本然现实形成了鲜明对比。

状态整合涉及让我们的每个自我状态成为一个运作良好的聚合整体。举例来说，假如我为自己的孤独需求感到矛盾，也许就会对别人感到厌烦，因为我没有给自己整合的主动权去接纳需要独处的天性。状态内整合强调我们可以使不同状态之间协调起来，如此一来，在排斥最小化、协作最大化的情况下，我们大量的需求就都能得到满足。状态整合的另一个维度是来自"我们的状态"的支持，我们尊重自身主权，同时又是社会关联——与另一个人或一个群体——的一部分。

人际整合确切地说，就是指我们可以全然地扎根于自我感之中，而又能成为"我们"的一部分，这会加强我们生命的活力。"神经生物学的我们"是指我们可以促进两个或多个单独系统整合成一个更大的功能整体。这种"我们"的感觉是"觉得有人体会着我的感受"的核心所在，也许是描述爱的最简单方式。爱的专业形式通常不是直接用语言表达的，也许是害怕模糊界限，或是把不恰当的情爱或性暗示带入临床治疗中。然而，身为正念的治疗师，我们必须对这个概念持有正念，这种带着好奇、开放和接纳呵护他人（和我们自身）的人类体验，可以看成是我们所体验的"爱"的核心。避免过早地固着于我们对爱的意义的分类中，也是正念的一个层面。我们将正念及冥想意识形态一起带入觉察之内的，就是COAL*；事实上，我们在对来访者的深切关怀中给予他们的，也是COAL。因此，把这种疗愈之爱与情爱进行区分是很重要的。其区别在于：在专业背景下，我们带着全然的自我、完全开放的轮毂，参与到与来访者的互动中。在我们清晰明确、毫无伤害性、尊重界限的专业角色下，还有什么能比这更能带来深刻的联结呢？治疗者和来访者之间的这种亲密之舞是治疗关系的本质。虽然这种作为共同生存在地球上的人类的舞动之亲密，丝毫不涉及生理层面；然而，却是最具存在意义的。

从开始临床实习至今为止的30年间，对于来找过我的人，我都心怀感激，感谢自己与所有这些人之间的联系。除了某种爱的形式外，还有什么其他感受可以用来精确表达对这种关联的深切感激之情呢？当一切该说的都说了，该做的都做了，我们所有人都在这条蜿蜒的生命之路上携手同行。作为正念的心理治疗师，我们获得坚实的存在去拥抱我们与来访者之间独特而脆弱的联系，为我们获得帮助彼此疗愈的殊荣而深深地鞠一躬以表感谢之情。

这些有关意义和联接的存在性问题在第八个领域的时间整合中，同样也有其关注点。前额皮层使我们可以描绘出时间地图。这种能力赋予我们利益，同时也是负担，即让我们觉察到没有任何事物是确定的；没有任何事物是永恒的；我们都将死去。很抱歉这么沉重。然而，回避这些时间现实也是有害无益的——即不去面对现实。然而，我们过度去追求确定、渴望永恒、幻想永生。时间整合并不是从这些人类渴求中逃离；相反地，我们会接纳自己情有可原的渴望，并将它融入对现实的真正开放中。确定性与不确定性、永恒与无常、永生与死亡，这些两极是时间整合的中心焦点。

当我们审视2亿年之久的"检测系统"：它试图就危险进行扫描、警告并激发

---

* COAL：好奇（curiosity）、开放（openness）、接纳（acceptance）以及爱（love）的首字母略缩词。——译者注

我们的行为，时间整合的一个极大的现实意义就出现了。身为正念的心理治疗师，监测并调整自身的检测系统显得尤为重要，因为我们所做的临床评估均来自我们本人对来访者安全的关注。探索病人体验中的检测系统是一种强有力的调查方法，可以发现他们的哪些生活方式导致时间整合受损。创伤之后，我们的检测系统会高度警戒，并且围绕该事件相关问题不断寻求确定性。了解我们的过去；感受对确定性的追逐对我们的影响，尤其关乎我们如何让来访者感知当前因素；对我们自身与时间有关的担忧保持开放——这些都是至关重要的，当我们被既定观念带走时，它们会让我们重新回到当下。

与其他七个领域一样，对时间整合来说，正知同样至关重要。从可能性水平面的角度来看，重复的或然性高地和激活峰值把我们束缚在僵化或混乱的生活方式中，而正知让我们可以看到它们的模式。当我们把专注焦点放在这些情绪上，就能重新调整生命的方向，借助更强有力的新途径，让每个整合领域的分化元素相连。通过缓解无休止的峰值并降低束缚性高地，当我们不时回到开放的水平面内，并重新设定旅途，便能把更多灵活性注入生命之中。缺少正知，我们也许只能生活在自动状态中，并困在神经倾向性与心理习性的这些禁锢模式中。在更清晰的观察下，我们获得机会和途径去重新引导精神生活和神经兴奋模式，使之迈向更为灵活而具适应性的整合状态。

这就是蜕变过程的神奇流动。对心智、大脑和关系三境中的内在能量和信息之流的观察和塑造能力越强，我们就越能让生命获得解脱、迈向整合。而整合过程本身，如我们所见，又进一步巩固了我们的正知镜头。整合与正知正是通过这种方式相互强化的。如此往复，从病人和我们的个人生活中就能明显发现，整合和正知的蜕变力量共同得到释放所带来的积极循环，带着我们朝向更为和谐的生活迈进。正如最近我的一位来访者和他太太告诉我的，这条道路使那些受益于正知和整合蜕变力量的人们"在心中和脸上都绽放出了深深的笑意"。

第十四章

寂　静

寂　静

很难知道要怎样把这一章组织为文字。在关于成为一个正念的心理治疗师的对话中，你和我已经共同经历了一段旅程。我们已经探索过存在的基本部分（PART）*：存在、联结、共鸣以及所有 TR 开头的内容（信任、真相、三足鼎立、三觉知、跟踪、特质、创伤、转变、训练和蜕变）。现在我们到了十一个 TR，寂静（tranquility）。我感受到它，然而，我不确定文字是否能够精准地把它描述出来。

在那个深处，有一种弥漫于一切事物之中的完整感。虽然日常生活中的事件会唤醒各种反应，例如焦虑和担忧、失望和悲伤甚或兴奋与惊奇、欣喜与圆满。要概括这种感觉，我所能找到最好的词就是寂静。

对寂静的传统定义有：安宁、摆脱喧闹。它的近义词有：平静、冷静、不动、静止、安静、沉着、平和、安详、休憩、休息、栖息、和平、和睦、融洽。此外还有诸如镇静、镇定自若、从容不迫、淡定、均衡、泰然（在压力下仍保持冷静）、稳定、自控和清醒（Rodale，1978）。寂静一词抓住了深入觉察之轮毂、处于开放的可能性水平面中心的感觉。从这个寂静处我们感受到觉察广袤无垠的潜能；我们能感觉、观照、构思并觉知轮辋上随着时间流逝的所有元素，从外部世界到与他人之间最深刻的关联感。

活在当下，其核心便是寂静。

---

* 双关语，既指"部分"，也指本书每章主题。——译者注

大脑基础

从现实水平面的神经元角度来看，我们可以想象，寂静是一种处于水平面之内的开放的存在状态。在水平之外进入各种神经启动的效价高地，我们就离开了这种可能性的寂静开放状态，迈向不同的或然性束缚之地。进一步外移到激活峰值上，我们就被带进它们长时间的演化进程中，于是会体验到不同的思维、情感和行动，牵引着我们。

然而，寂静的实质恰恰是这种重新回到开放的可能性水平面内的灵活性。这种自在进出水平面的运动赋予了我们面对生活挑战的淡然，不管面临怎样的挑战，无论挑战在何时出现。这正是寂静之力量，它构成了我们存在的神经根基，所有其他神经兴奋模式便由此产生：从高地到峰值再回到水平面。这是寂静家园、开放的可能性，一旦成为正念的心理治疗师，我们就能通过正知技能对其进行培养。

正知技能

想要把寂静训练成我们的生命特质，重点在于深入实践分化的心智轮毂的发展途径。通过有意专注于轮辋各区域并将之与轮毂区分开，我们便能得到提升，从而更灵活地从既定心理活动的峰值、启动状态的或然性效价高地移向开放的可能性水平面内。从谈话开始之际，我们就一直在对此进行探索。虽然对你来说，这听上去也许比较抽象，况且在缺乏沉浸体验的情况下，要通过听或阅读来理解，确实会显得非常生硬而遥远。然而，就其核心而言，我确信它就是寂静的真相。发展出灵活进出可能性水平面的技能，这是大脑和心智获得寂静之清明、均衡与稳定的途径。

正知技能使我们的生命体悟到寂静。我们带着清明面对挑战，对事物本然状态保持开放，不再把心理活动当做我们的全部。在幸福三境中，这些正知技能巩固了我们对能量和信息之流的调节能力，提升了心智；并且把我们从心灵世界忙碌而混乱的无常变迁中解脱出来。我们真正地创造了一个内在圣地，可以每时每刻在此体验一切正在涌现之物。在关系中，正知使我们可以深入地看到另一个生命的内心。其他人觉得我们能体会他们的感受，于是产生了一种深刻的联结感，我们的关系就变得充满共情与契合。这就是整合的"我们"所带来的自在和灵动：每个人的独特性都得到尊重，同时又能彼此紧密相拥。从幸福三境中的大脑这点来看，对分化回路的连接产生了神经整合，这是和谐机能的核心所在。在电流和信息处理通力达成的连贯性下，神经通路得到协调和平衡。当关系茁壮而蓬勃地发展之时，心智融入这些整合的神经兴奋模式，从而调节这股流动进入整合。这就是幸福三境及其自在而寂静的整合运动。

整合、创造力和开放潜能的水平面

随着时间的流逝，像我们这样的开放系统会进入越发复杂的状态。正如Stuart Kauffman（2008）在其文《重塑神圣》（*Reinventing the Sacred*）中巧妙地指出的那样，创造力是宇宙中复杂系统的自然结果。对有些人来说，这种创造性是通过神灵启示而体验到的；对另一部分人而言，数学的复杂性表明：创造出新的组合就是宇宙"所做"的事。无论是哪种方式，不断进化及形式越来越复杂的庄严壮丽皆令我们充满敬畏。怀着对新兴奇迹的尊敬，我们安坐于对生活的惊叹中：它可以如此丰富、如此复杂、如此新奇惊人；而又以如此鲜活生动的方式显现。

这些可能产生混乱行为的开放系统通过将其分化因素进行连接而迈向复杂性最大化。这些复杂系统是非线性的，这意味着很小的输入会导致大而不可预测的后果。然而，假如进入系统的是自组织进程，则会推动系统迈向复杂化。使分化元素彼此之间产生这类新的结合，事实上是整合所产生的结果。因此，我们可以说，从严格的数学和系统角度来说，创造性来自整合。

在探索大脑基础时，我们要潜入神经整合深处。将能量和信息之流分化层面相连会改变我们看待和塑造内心世界的方式，正知技能训练则让我们沉浸在这种直接体验中。从诸多层面而言，这些观点和体验照亮了我们的路途。由此，我们可以缓解峰值、拓宽高地；于是随着时间的流动，它们会变得更加灵活。生活必须有事实和启动倾向性时刻的具体体现：我们需要峰值和高地，而不能总是处在极乐的寂静状态。然而，正知技能使我们可以更自由地从峰值来到高地再回到可能性开放水平面的灵活和接纳中。寂静可以是一处存在根基，隐藏在随时间流动的所有生命体验之下；它也可以是一弯地下清泉，赋予所有的觉察之流以生命，并让我们的生活充满敬畏和感恩；因为我们已经了解这段宝贵的、被我们称做生命的时光。

当我们听到"不"这个词时，会陷在阻抗反应中。我们也可以把这个词重新改造成"觉知"*，从而进入一种更灵活的反应——我们可以有意识地改变内在阻抗反应，使之更具接纳性。从简单的呼吸觉察练习开始，到觉察轮毂训练，学会感觉并引导内心世界，它会把我们从习惯和反应性的束缚下解脱出来。正知通过这种方式使我们得以创造出反应的新组合——新的峰值和高地——因此，我们就能一直下沉，再次回到底部的可能性水平面内；然后再次出发，带着耳目一新的方法，即使面对的是老问题。

从水平面到峰值，再重新返回，这种流畅运动即是寂静与创造性的本质。让寂静成为我们体验的核心，通过这种方式参与到世界中；到我们进行的项目中；某个关系之中，甚或我们自身之内。心智变得连贯，关系充满共情，大脑获得整合，幸福三境充满和谐。创造力从这个空间涌出——心智、关系和大脑中的创造力。我们带着深刻的联结、开放、和谐、互动、接纳、鲜活、悲悯和共情生活。这是行动中的连贯性。正是从这种深刻的灵活性和参与感中，我们接纳了我们所处的这个世间的相互关联。

---

* "不"的英文"No"和"认识"的英文"know"是同音字。作者此处指积极的转变。——译者注

第十五章

消　融
消　融

我们已经来到最后一章，这部分很简单。我们已经穿过整合的八个领域，接下来将要呈现的，自然就是第九种"整合之整合"的形式。我曾把它命名为并行存在（breathing-across）或消融整合。我们不仅是这个身体定义的自我，更是大千世界的一分子，消融正是对这种相互联系的现实本质的觉察状态。

深入正知技能，我们已经学会感觉并引导关系、神经系统和心理体验中的能量与信息之流。我们也看到了让分化部分相连会释放出灵活、适应性、连贯、鲜活而稳定的整合状态。这些整合领域使我们得以区分轮毂和轮辋、左脑和右脑、体细胞和头部的突触，以及记忆、叙述和状态的不同层面，于是，我们就可以把这些专门化的功能互相连接起来，达到更高水平的复杂与和谐状态。一旦我们可以通过与他人共处时的真实存在来引导自身的能量和信息之流，那么，我们就能与他们契合并促进相互共鸣，而这正是成为人际之"我们"的核心所在。

伴随着所有这些整合形式，我们进入更深层的和谐状态。就我个人经验而言，无论在个人生活还是治疗中，我发现有种内在觉知会出现：身体的界限只是对经验的临时定义，并由此建构出一个自我（self）的概念。这个自我被这个时代的文化和家庭生活强化，视"我"之生命仅限于我们在这个星球上的时光；我们有限的人际圈；我们特定的切身利益。然而，我们正在拓宽这个身体定义的自我，去拥抱更完整的现实：能量和信息之流数百万年来一直在我们之中流淌——不仅是在这个世纪或被我们称做一生的长度中。我们感觉到这个流动的深邃本质，于是，正知推进了整合；而整合使我们可以缓解这些有关"我"的束缚性定义，从而意识到我们是更宽泛意义上的"我们"中的基础成分,这种在时间和空间上延伸的认识,是我们在身体塑造而成的生命中永远无法企及的。

大脑基础

在整个旅程之中,我们都在努力编织一幅画卷,希望把现实之一体两面皆融汇其中。就神经兴奋层面而言,我们已经看到自上而下的思维和观点的束缚,产生于我们六层级皮质柱中的较高层。这些既有的习得之流,例如身体自我身份设定,闯入自下而上的、来自皮层柱较低层的"此时此地"的感觉。自上而下与自下而上之流相互汇聚,由此出现了身份认同。它左右了我们最终有关"我"和"我的"内在意识。举例来说,很多到我这里接受夫妻治疗的病人们对身份十分固着,以至于甚至连跟伴侣一起成为协同的"我们"对他们来说都十分困难,更不用说让他们成为他们毫不关心的人或宗旨的一部分。我们可以想象,在这种情况下,自上而下之流是如此强烈,它不断强化自身这种极其有限的归属感的建构性观念。

我们一直致力于对所有这些领域的整合进行探索。这种整合很可能解除了自上而下的禁锢,让大脑先天的潜能获得解放,而自下而上与自上而下之流便能以更和谐的方式融合。有关智慧与快乐的研究表明:当我们致力于他人的幸福——并非抛弃自身的需求,而是扩展自我的身份认定,把"为他人而努力"也纳入我们自身的一部分——如此一来,我们实际上就能达到意义、联结和安宁的深层状态。智慧、快乐和慈悲都是整合的产物。

因此,可以很自然地把各领域迈向整合的运动描述成专注于促进各领域神经兴奋的分化,之后在我们形成高度复杂、整合的回路时将这些功能连接起来。大脑作为复杂系统通过自组织迈向更高的和谐状态。然而,生活的细枝末节会形成阻碍,找到一种策略将这种障碍所导致的混乱或僵化侦测出来,这是解除这些障碍的第一步。身为正念的治疗师,我们的任务是培养自身的正知,由此侦测出这些混乱和僵化状态,进而鉴别哪些神经区域需要得到释放,使之分化再结合,从而达到整合。

我们的疏离幻相造成了痛苦和隔离。甚至最简单的研究都表明,把钱花在别人的人与把钱花在自己身上的人相比,那些为别人花钱的人感觉更好。慈悲不仅有益于我们的关系,同样也有益于我们的身体和心理。在临床医师和病人的互动中,那些得到照料者关爱和共情关注的病人也会表现得更好。我们彼此紧密相连,然而现代生活使这种联系变得更难达到。我们的目标,如同阿尔伯特·爱因斯坦(Albert Einstein)所说的,是"扩展我们的悲悯心",如此一来,疏离的"视觉假象"会消解,我们就能接纳自己作为更大整体的成员而相互联系的现实本质。

我本人对神经科学中的"自我"的解读是:事实上,皮质层倾向于产生一种更狭小、更局限性的自我感。从这个层面来说,确实可以通过反省训练来扩展这些关注。我们需要一种日常的"大脑保健"模式,使突触避开这种疏离的视觉假象。

正知技能

我们可以通过物质领域的镜头来观察这个世界,只关注我们可以用手摸到或用眼看到的物体。而正知技能训练从始至终,都在培养我们通过不同镜头观察现实的能力。心灵的世界和我们每个人的主观内在生命,与物质层面同样真实。通过熟悉现实水平面的视觉比喻,我们明白现实的一体两面是如何相互影响的。神经兴奋和心理体验皆能推动另一方前进。这一真相的正面意义是,我们已然看到,通过有意聚焦注意可以在生活中创造出新的神经兴奋模式。心理在高耸而有局限性的高地状态中会经常出现循环峰值,我们可以把自己从这些无益的倾向性中解脱出来。

把觉察从轮辋下移至轮毂,即把心理活动和觉察本身进行分离,这个练习是意识整合至关重要的一步。一旦轮毂和轮辋分化了,我们就进入可能性的开放水平面内,于是生命脱离了自动化状态,获得解脱。心智使我们从峰值到高地并下降到水平面,正是这种能力使蜕变成为可能。

一旦我们相信了我们的峰值和高地就是我们的全部,我们就会被身体定义的自我以及疏离的视觉幻象所束缚。正念修习是成型的心理训练,帮助我们创造出迎接状态,于是我们获得勇气去接近挑战,而不是转身躲到一个更舒适的角落去观望现实。而由身体定义的孤立自我的概念便是这样一处藏身之所。我们住在身体里，为身体谋食，花时间与精力照料身体；并且贴上某个名字、某个住址、某个社保编号的标签，而这些全都跟身体定义下的身份相连。然而，当我们感受到我们相互联系的消融感；当我们消除了熟悉的疏离的视觉假象，我们就要放下这种舒适感，进入未知领域。而这恰是正念迎接状态的关键所在。

正念觉察提升了我们的执行功能，让我们获得更好的注意和情感调控。这些训练的力量在于使突触周围僵硬而固着的模式松懈下来，于是我们能释放出与生俱来的整合驱动力。这种整合充满潜能：我们解放自身能量，创造出被称为创造力的新组合，并且以开放的心态接纳自我的全新定义。从这些角度来说，正知使我们敞开心扉，进入不断深化的整合层面，由此拉开了扩展自我的序幕。从这种全新的生活方式、自我定义和存在方式中产生的能量和生命力，是（全然）存在的力量源泉。

在旅程中，我们有意与你的和我的自身体验紧密相连。我们穿过了思维和情感的核心，深入两者之间的空间，甚至栖息在开放觉察的广袤无垠中。跨越了这一切路途的我们是谁？这个能量和信息之流，其实质是什么？对我而言，这个旅程带来的感觉是：这股流动在我们之间蜿蜒，穿过身体，消融了我们对自己身份的束缚认定。假如进展良好，我们想要帮助别人并让世界变得更美好的动力会穿梭于人群之间，迈向治愈，并到达身体永远无法了解之地。

整合和扩展我们的慈悲心

伴随着消融整合，我们会把自己视为整体的一部分；我们视自己为穿越时间与空间的延续存在的一分子，因此扎根当下，并且跟生命之流的更大现实相连。一旦具足正知，我们便能获得更宽泛的自我定义。慈悲成为不可或缺之物，而整合则开辟了诸多重要途径，让我们相互连接。当我们在自身以及人际生活中塑造出整合时，我们不仅滋养了自己和我们所爱的人，我们也向全新的可能性敞开心扉。当我们通过提升正知技能而巩固了集体间的联结，我们就唤醒了心智并扩展了慈悲心，从而真正去拥抱这一充满神奇的生命旅程中的圣所。

当我们共同来到这个旅程的终点时，我觉得实际上我们才刚刚启程。某种问候深深地镌刻于我们所到之处。当我们努力扩展自身内在的觉知水平；塑造出对内心、大脑和关系的深刻感觉途径，观察内心世界的能量就得到释放。它是如此清晰，以至于自我感欣然舒展，去拥抱更宽泛的身份。我们的慈悲心延伸至家庭和朋友之外，于是，我们敞开心扉，愿意成为更为广大的"我们"的世界的终生成员。身为正念的治疗师，我们可以强化自己活在当下的力量，推动自身及他人的整合，如此一来，就能治愈旧伤口并解放我们彼此归属的现实。我们的来访者、我们的社会、我们的星球正等着加入我们，共同唤醒生命之真相。

附　录

人际神经生物学取向有关正知、整合与心理治疗的十二个观点

人际神经生物学取向有关正知、整合与心理治疗的十二个观点

以下是十二个基本概念及相关术语和观点，它们形成了有关正知、整合和幸福取向的基础。

1. 幸福三境揭示了我们生活的三个层面。关系、心智和大脑构成三个相互影响的端点。关系是指我们彼此联系和沟通时，能量和信息怎样共享；大脑是指这股能量和信息之流所穿过的生理机制；心智则是对这一能量和信息之流的调控过程。这三者构成的三角形实际上代表了能量和信息流经的系统中的三个层面，而不是把生活分成三个部分。

2. 正知是赋予我们能力，使我们可以监测并调整幸福三境中的能量和信息之流的过程。正知的监测层面涉及对自身能量与信息之流的感受——在自身被我们称为"脑"的神经系统中感知它——并且通过关系扩展到别人身上，这涉及通过用各种沟通方式来分享这股能量和信息之流。继而，我们可以通过觉察和意志（心智的基本层面），改变这股流动，这直接影响能量和信息之流进入我们生命的通路。

3. 系统是由互相作用的单独部分组成的。对我们人类系统而言，这些整合通常涉及能量和信息之流。能量是让我们能够有所行动的物理属性；信息则

是对自身之外的其他之物的表征。文字和观念都是我们用以相互沟通的信息单元的实例。我们的关系涉及与其他人之间以伴侣、家庭、团体、学习、社区和社会形式进行关联。

4. 我们可以认为幸福产生于系统整合之时。整合涉及对一个系统分化部分的连接。这些分化成分使部分具有个性化，获得特殊机能并维持某种程度的主导权；各部分的连接则是指对分化元素彼此之间的功能结合；对整合的推进涉及对分化和连接两者的培养；可以通过正知有意塑造出生命中的整合。

5. 当一个系统会受到外部的影响，并存在混乱的可能，则我们称之为动态、非线性的复杂系统。当这种类型的系统得到整合，它会变得最为灵活而具适应性。我们可以用缩略词方法来记忆一个系统整合之流的特征，FACES：灵活（flexible）、适应（adaptive）、协调（coherent）、鲜活（energized）和稳定（stable）。

6. 整合河流是指系统运动：整合的 FACES 之流是河流的中心航道，具有和谐的特征；河流两岸则是混乱和僵化的险滩。通过其混乱或僵化特性，我们可以侦测出系统何时缺乏整合，何时缺乏祥和与幸福。愤怒或恐惧的周期性爆发；生活中充满麻木或空虚感，这些都是处于整合河流之外的混乱和僵化状态的例子。

7. 在这个模型中，整合的八个领域可以得到强化并提升幸福。其中包括了意识、横向、纵向、记忆、叙述、状态、人际和时间整合领域。心智是调节能量和信息之流的具体的及关系性过程，因此，我们可以通过有意专注来引导这股流动达到大脑和关系中的整合。当这些整合领域得以创建之后，第九个领域：消融整合就有可能出现，此时，我们就会感觉自己是一个更大的相互联系中整体的一部分。

8. 关系整合涉及人们之间的彼此契合的沟通，他们会尊重彼此的差异，并组成一个"我们"。大脑整合——我们用这个词来代表遍布全身的庞大神经系统——包括对独立、分化的神经领域及其特殊功能之间的联结。我们的关注焦点通过特定神经回路来引导能量和信息之流。如此我们便可以说，心智通过大脑创造了自身。注意激活了特定神经通路，并且通过神经可塑性这一根本过程，为改变不同兴奋神经元之间的接合奠定了基础。心智的功能——对能量和信息之流的调控——可以真正改变大脑本身的结构。正知赋予了我们创造神经整合的力量。

9. 从名为中部前额皮层的大脑高度整合区域所产生的功能是神经整合的一个实例。涵盖位于额头背面（包括前扣带回、眶皮层以及内侧与腹外侧前额区）前额区域的特定部位，中部前额整合纤维连接了整个皮层、边缘区域、脑干、身体相应部位乃至社会系统中的其他人。九种中部前额功能源自这个多维度的神经整合，包括：ⓐ身体调节；ⓑ契合沟通；ⓒ情感平衡；ⓓ恐惧调节；ⓔ反应灵敏度；ⓕ洞见；ⓖ共情；ⓗ德行；ⓘ直觉。在大多数人有关幸福的描述中，这些功能都将位居榜首。同时，它们还是向内观照这一反省技能的过程及确定结果，而且前八项已被证实来自充满爱的安全型亲子关系。这些元素便是例子，证明了整合是如何推动幸福的。

10. 正知不仅源自中部前额皮层。带着开放、观照和客观（巩固的正知镜头之基本要点），注重对心智本身的内在关注的反省训练，很可能会促进这些中部前额整合纤维的生长。我们使用缩略词 SNAG 来表示我们怎样刺激神经激活与生长。这是神经可塑性的基础，也是体验——包括注意专注——转变大脑结构的方式。正知激发神经活动与生长使大脑迈向整合，使我们有可能有意识地推动不同整合领域内的连接和分化。

11. 耐受性窗口是指可承受的唤醒的程度范围，我们可以达到并维持在整合的 FACES 之流里，生活在和谐之中。宽广的耐受性窗口带来生活中的心理韧性。假如窗口很狭小，那么能量和信息之流就很可能冲出边界，于是我们的生活就会变得混乱或僵化。耐受性窗口中的整合状态是我们主观体验到安逸感，并顺着和谐的 FACES 之流汇入整合河流中。当我们 SIFT 大脑之后——跟踪主宰我们内心世界的感觉（sensations）、意象（images）、情感（feelings）和思维（thoughts）——我们就可以对耐受性窗口内每时每刻的能量和信息之流进行监测，此外还能改变内在状态，使之保持整合并处于 FACES 之流中。最终，通过这种监测和调整，我们不仅让自身的存在状态得到转变，也使得长期的特质获得改变。这表明了容纳各种不同情感和情境的窗口可以通过转变大脑的动态调节回路而得到扩展。

12. 觉察之轮是一种视觉比喻。我们可以在开放、接纳的轮毂中感觉从轮辋上产生的任何心理活动，而不被它们带走。巩固的轮毂会扩展我们的耐受性窗口，因为我们会变得更具观照力、更客观而且更开放，并且会获得更多心理韧性。正知提升了这种重要能力，我们可以保持接纳并带着更多清明和深度来监测内心世界。从而，我们就能够对内心和人际世界进行调整，因为我们获得了整合，并且让生命变得更加慈悲、幸福和健康。

参考文献

参考文献

Allen, J. G., Fonagy, P., & Bateman, A. W. (2008). *Mentalizing in clinical practice.* Arlington, VA: APPI.

Baer, R. A., Smith, G. T., Hopkins, J., Krietemeyer, J., & Toney, L. (2006). Using self-report assessment methods to explore facets of mindfulness. *Assessment, 13*(1), 27–45.

Badenoch, B. (2008). *Being a brain-wise therapist.* New York: W. W. Norton.

Baron-Cohen, S. (2004). *The essential difference: Men, women, and the extreme male brain.* New York: Penguin/Basic Books.

Blakeslee, S., & Blakeslee, M. (2007). *The body as a mind of its own.* New York: Random House.

Brazelton, T. B. and Greenspan, S. L. (2000). *The irreducible needs of children: What every child must have to grow, learn, and flourish.* New York: Perseus Publishing.

Chess, S., & Thomas, A. (1990). The New York Longitudinal Study (NYLS): The young adult periods. *Canadian Journal of Psychiatry, 35,* 557–561.

Coyle, D. (2009). *The talent code: Greatness isn't born. It's grown. Here's how.* New York: Bantam.

Cozolino, L. (2002). *The neuroscience of psychotherapy: Building and rebuilding the human brain.* New York: W. W. Norton.

Cozolino, L. (2010). *The neuroscience of psychotherapy: Healing the social brain* (2nd ed.). New York: W. W. Norton.

Craig, A. D. (2009). How do you feel—now? The anterior insula and human awareness. *Nature Reviews Neuroscience, 10,* 59–70.

Creswell, J. D., Way, B. M., Eisenberger, N. I., & Lieberman, M. D. (2007). Neural correlates of dispositional mindfulness during affect labeling. *Psychosomatic Medicine, 69,* 560–565.

Daniels, D. N. & Price, V. (2009). *The essential enneagram: The definitive personality test and self-discovery guide.* San Francisco: Harper.

Davidson, R. J., Kabat-Zinn, J., Schumacher, J., Rosenkranz, M., Muller, D., Santorellie, S. F., et al. (2003). Alterations in brain and immune function produced by mindfulness meditation. *Psychosomatic Medicine, 65,* 564–570.

Davidson, R. J., & Kabat-Zinn, J. (2004). Alterations in brain and immune function produced by mindfulness meditation: Three caveats: Comment. *Psychosomatic Medicine, 66*(1), 152.

DiNoble, A. (2009). Examining the relationship between adult attachment style and mindfulness traits: A dissertation presented to the faculty of the California Graduate Institute of the Chicago School of Professional Psychology, January.

Doidge, N. (2007). *The brain that changes itself: Stories of personal triumph from the frontiers of brain science.* New York: Penguin.

Dozier, M., Stovall, K. C., Albus, K. E., & Bates, B. (2001). Attachment for infants in foster care: The role of caregiver state of mind. *Child Development, 72,* 1467–1477.

Dutra, L., Bianchi, I., Siegel, D. J., & Lyons-Ruth, K. (2009). The relational context of dissociative phenomena. In P. Dell & J. O'Neil (Eds.), *Dissociation and the dissociative disorders: DSM-V and beyond* (pp. 83–92). New York: Routledge.

Edelman, G. M., & Tononi, G. (2001). *A universe of consciousness: How matter becomes imagination.* New York: Basic Books.

Eisenberger, N., & Lieberman, M. (2004). Why rejection hurts: A common neural alarm system for physical and social pain. *Trends in Cognitive Sciences, 8*(7), 294–300.

Farb, N. A. S., Segal, Z. V., Mayberg, H., Bean, J., Mckeon, D., Fatima, Z., et al. (2007). Attending to the present: Mindfulness meditation reveals distinct neural modes of self-reference. *Journal of Social, Cognitive, and Affective Neuroscience, 2,* 248–258.

Fosha, D., Siegel, D. J., & Solomon, M. (Eds.). (2010). *The healing power of emotion: Affective neuroscience, development and clinical practice.* New York: W. W. Norton.

Freyd, J. J. (1987). Dynamic mental representations. *Psychological Review, 94,* 427–438.

Gazzaniga, M. (1998). *The mind's past.* Berkeley: University of California Press.

Gilbert, Paul (2010). The compassionate mind. Oakland: New Harbinger Press.

Germer, C. K., Siegel, R. D., & Fulton, P. R. (2004). *Mindfulness and psychotherapy.* New York: Guilford.

Goleman, D. (1996). *Emotional intelligence.* New York: Bantam.

Goleman, D. (2006). *Social intelligence.* New York: Bantam.

Goleman, D. (2009). *Ecological intelligence.* New York: Broadway Books.

Greenland, S. K. (2010). *The mindful child.* New York: Free Press.

Hawkins, J., & Blakeslee, S. (2005). *On intelligence: How a new understanding of the brain will lead to the creation of truly intelligent machines.* New York: Henry Holt.

Henry, W. P. (1998). Science, politics, and the politics of science: The use and misuse of empirically validated treatment research. *Psychotherapy Research, 8*(2), 126–140.

Iacoboni, M. (2008). *Mirroring people.* New York: Farrar, Straus and Giroux.

James, W. (1981). *Principles of psychology*. Cambridge, MA: Harvard University Press, 401. (Original work published 1890)

Kabat-Zinn, J. (2005). *Coming to our senses*. New York: Hyperion.

Kagan, J. (1992). *Galen's prophecy*. Cambridge, MA: Harvard University Press.

Kagan, J., & Snidman, N. (2004). *The long shadow of temperament*. Cambridge, MA: Harvard University Press.

Kauffman, S. (2008). *Reinventing the sacred*. New York: Basic Books.

Keltner, D. (2009). *Born to be good: The science of a meaningful life*. New York: W. W. Norton.

Kornfield, J. (2008). *The wise heart: A guide to the universal teachings of Buddhist psychology*. New York: Bantam.

Kornfield, J. (2000). *After the ecstasy, the laundry: How the heart grows wise on the spiritual path*. New York: Bantam.

Kosslyn, S. M. (2005). Reflective thinking and mental imagery: A perspective on the development of posttraumatic stress disorder [special issue]. *Development and Psychopathology, 17*(3), 851–863.

Krasner, M. S., Epstein, R. M., Beckman, H., Suchman, A. L., Chapman, B., Mooney, C. J., et al. (2009). Association of an educational program in mindful communication with burnout, empathy, and attitudes among primary care physicians. *JAMA, 302*, 1284–1293.

Langer, E. (1989). *Mindfulness*. Cambridge, MA: Da Capo Press.

Langer, E. (1997). *The power of mindful learning*. Cambridge, MA: Da Capo Press.

Lazar, S. W., Kerr, C. E., Wasserman, R. H., Gray, J. R., Greve, D. N., Treadway, M. T., et al. (2005). Meditation experience is associated with increased cortical thickness. *Neuroreport, 16*, 1893–1897.

Le Doux, J. (2002). *The synaptic self: How our brains become who we are*. New York: Penguin.

Levine, P. (1997). *Waking the tiger: Healing trauma*. Berkeley, CA: North Atlantic Books.

Levitin, D. J. (2006). *This is your brain on music: The science of a human obsession*. New York: Dutton.

Limb, C. J., & Braun, A. R. (2008). Neural substrates of spontaneous musical performance: An fMRI study of jazz improvisation. *PLoS One, 3*(2), e1679.

Luders, E., Toga, A. W., Lepore, N., & Gaser, C. (2009). The underlying anatomical correlates of long-term mediation: Larger hippocampal and frontal volumes of gray matter. *NeuroImage 45*, 672–678.

Lutz, A., Greischar, L. L., Rawlings, N. B., Ricard, M., & Davidson, R. J. (2004). Long-term meditators self-induce high-amplitude gamma synchrony during mental practice. *Proceedings of the National Academy of Sciences, 101*(46), 16939–16373.

Main, M. (2000). The Adult Attachment Interview: Fear, attention, safety, and discourse process. *Journal of the American Psychoanalytic Association, 48*, 1055–1096.

Main, M., Hesse, E., Yost-Abrams, K., & Rifkin, A. (2003). Unresolved states regarding loss and abuse can have "second generation effects": Disorganization, role inversion and frightening ideation in the offspring of traumatized, non-maltreating parents. In M. Solomon & D. J. Siegel (Eds.), *Healing trauma: Attachment, mind, body, and brain* (pp. 57–106). New York: W. W. Norton.

Neff, K. (2009). Self-compassion. In M. R. Leary & R. H. Hoyle (Eds.), *Handbook of individual differences in social behavior* (pp. 561–573), New York: Guilford.

Nelson, K. (Ed.). (1989). *Narratives from the crib*. Cambridge, MA: Harvard University Press.

Nisbett, R.E. & Miyamoto, Y. (2005). The influence of culture: Holistic versus analytic perception. *Trends in Cognitive Sciences, 9*(10), 467–473.

Norcross, J. (Ed.) (2002). *Psychotherapy relationships that work: Therapist contributions and responsiveness to patients*. Oxford: Oxford University Press.

Norcross, J., Beutler, L., & Levant, R. (2005). *Evidence-based practices in mental health: Debate and dialogue on the fundamental questions*. Oxford: Oxford University Press.

Ogden, P., Minton, K., & Pain, C. (2006). *Trauma and the body: A sensorimotor approach to psychotherapy*. New York: W. W. Norton.

Panksepp, J. (1998). *Affective neuroscience*. Oxford: Oxford University Press.

Panksepp, J., & Biven, L. (2010). *An archaeology of mind: Neuroevolutionary origins of human emotion*. New York: W. W. Norton.

Pennebaker, J. W. (2000). Telling stories: The health benefits of narrative. *Literature and Medicine, 19*, 3–18.

Porges, S. (2009). Reciprocal influences between body and brain in the perception and expression of affect: A polyvagal perspective. In D. Fosha, D. J. Siegel, & M. Solomon (Eds.), *The healing power of emotion: Affective neuroscience, development and clinical practice*. New York: W. W. Norton.

Rakel, D. P., Hoeft, T. J., Barrett, B. P., Chewning, B. A., Craig, B. M., & Niu, M. (2009). Practitioner empathy and the duration of the common cold. *Family Medicine, 41*, 494–501.

Ricard, M. (2005). *Happiness: A guide to developing life's most important skill*. Boston: Little, Brown.

Rodale, J. I. (1978). *The synonym finder*. New York: Warner Books.

Shapiro, F. (Ed.) (2002). *EMDR as an integrative psychotherapy approach: Experts of diverse orientations explore the paradigm prism*. New York: American Psychological Association Press.

Shapiro, S. L., Schwartz, G. E., & Bonner, G. (1998). Effects of mindfulness-based stress reduction on medical and premedical students. *Journal of Behavioral Medicine, 21*, 581–599.

Shapiro, S., & Carlson, E. (2009). *The art and science of mindfulness*. New York: American Psychological Association Press.

Siegel, D. J. (1995). Memory, trauma and psychotherapy: A cognitive science view. *Journal of Psychotherapy Practice and Research, 4*(2), 93–122.

Siegel, D. J. (1999). *The developing mind: Toward a neurobiology of interpersonal experience.* New York: Guilford.

Siegel, D. J. (2001). Toward an interpersonal neurobiology of the developing mind: Attachment, "mindsight" and neural integration. *Infant Mental Health Journal, 22,* 67–94.

Siegel, D. J. (2006). An interpersonal neurobiology approach to psychotherapy: How awareness, mirror neurons and neural plasticity contribute to the development of well-being. *Psychiatric Annals, 36,* 248–258.

Siegel, D. J. (2007a). *The Mindful Brain: Reflection and Attunement in the Cultivation of Well-Being.* New York: W. W. Norton.

Siegel, D. J. (2007b). Mindfulness training and neural integration: Differentiation of distinct streams of awareness and the cultivation of well-being. *Journal of Social, Cognitive, and Affective Neuroscience, 2,* 259–263.

Siegel, D. J. (2009). Mindful awareness, mindsight, and neural integration. *Journal of Humanistic Psychology, 37*(2), 137–149.

Siegel, D. J. (2010). *Mindsight: The new science of personal transformation.* New York: Bantam.

Siegel, D. J., & Hartzell, M. (2003). *Parenting from the inside out: How a deeper self-understanding can help you raise children who thrive.* New York: Tarcher/Penguin.

Smalley, S., & Winston, D. (2010). *Fully present: The science, art, and practice of mindfulness.* Cambridge, MA: Da Capo Press.

Steele, H., & Steele, M. (Eds.). (2008). *Clinical applications of the Adult Attachment Interview.* New York: Guilford.

Stern, D. N. (2004). *The present moment in psychotherapy and everyday life.* New York: W. W. Norton.

Thagard, P. (2000). *Coherence in thought and action.* Boston: MIT Press.

Tronick, E. (2007). *The neurobehavioral and social emotional development of infants and children.* New York: W. W. Norton.

Tulving, E. (1993). Varieties of consciousness and levels of awareness in memory. In A. Baddeley & L. Weiskrantz (Eds.), *Attention, selection, awareness and control: A tribute to Daonald Broadbent* (pp. 283–299). London: Oxford University Press.

Urry, H. L., Nitschke, J. B., Dolski, I., Jackson, D. C., Dalton, K. M., Mueller, C. J., et al. (2004). Making a life worth living: Neural correlates of well-being. *Psychological Science, 15,* 367–372.

Vygotsky, L. (1986). *Thought and language.* Cambridge, MA: MIT Press. (Original work published 1934)

Wallin, D. (2007). *Attachment in psychotherapy.* New York: Guilford.

Wallace, B. A. (2008). *Embracing mind: The common ground of science and spirituality.* Boston: Shambhala.

Wilson, E. O. (1998). *Consilience—the unity of knowledge.* New York: Vintage.

推荐阅读

推荐阅读

Baxter, L. R., Schwartz, J. M., Bergman, K. S., Szuba, M. P., Guze, B. H., Mazziota, J. C., et al. (1992). Caudate glucose metabolic rate changes with both drug and behavior therapy for obsessive-compulsive disorder. *Archives of General Psychiatry, 49*(9), 272–280.

Bechara, A., & Naqvi, N. (2004). Listening to your heart: Interoceptive awareness as a gateway to feeling. *Nature Neuroscience, 7*, 102–103.

Begley, S. (2007). *Train your mind, change your brain.* New York: Ballantine.

Blumberg, H. P., Kaufman, J., Marin A., Charney, D. S., Krystal, J. H., & Peterson, B. S. (2004). Significance of adolescent neurodevelopment for the neural circuitry of bipolar disorder. *Annals of the New York Academy of Sciences, 1021*, 376–383.

Brefczynski-Lewis, J. A., Lutz, A., Schaefer, H. S., Levinson, D. B., & Davidson, R. J. (2007). Neural correlates of attentional expertise in long-term meditation practitioners. *Proceedings of the National Academy of Sciences, 104*(27), 11483–11488.

Brown, K. W., Ryan, R. M., & Creswell, J. D. (2007). Mindfulness: Theoretical foundations and evidence for its salutary effects. *Psychological Inquiry, 18*(4), 211–237.

Carlson, C. E., Asten, J. A., & Freedman, B. (2006). Mechanisms of mindfulness. *Journal of Clinical Psychology, 62*(3), 373–386.

Carr, L., Iacoboni, M., Dubeau, M. C., Maziotta, J. C., & Lenzi, L. G. (2003). Neural mechanisms of empathy in humans: A relay from neural systems for imitation to limbic areas. *Proceedings of the National Academy of Sciences, 100*, 5497–5502.

Cassidy, J., & Shaver, P. (2008). *Handbook of Attachment* (2nd ed.). New York: Guilford.

Cheng, Y., Meltzoff, A. N., & Decety, J. (2007). Motivation modulates the activity of the human mirror-neuron system. *Cerebral Cortex, 17*, 1979–1986.

Cozolino, L. (2006). *The neuroscience of human relationships: Attachment and the developing social brain.* New York: W. W. Norton.

Cozolino, L. (2008). *The healthy aging brain: Sustaining attachment, attaining wisdom.* New York: W. W. Norton.

Craig, A. D. (2002). How do you feel? Interoception: The sense of the physiological condition of the body. *Nature Reviews Neuroscience, 3*, 655–666.

Craig, A. D. (2004). Human feelings: Why are some more aware than others? *Trends in Cognitive Sciences, 8*(6), 239–241.

Critchley, H. D. (2005). Neural mechanisms of autonomic, affective, and cognitive integration. *Journal of Comparative Neurology, 493*, 154–166.

Critchley, H. D., Mathias, C. J., & Dolan, R. J. (2001). Neuroanatomical correlates of first- and second-order representation of bodily states. *Nature Neuroscience, 2*, 207–212.

Critchley, H. D., Wiens, S., Rothstein, P., Ohmnan, A., & Dolan, R. (2004). Neural systems supporting interoceptive awareness. *Nature Neuroscience, 7*, 189–195.

Damasio, A. (1994). *Descartes' error: Emotion, reason, and the human brain.* New York: Grosset/Putnam.

Damasio, A. (1999). *The feeling of what happens: The body and emotion in the making of consciousness.* New York: Harcourt.

Davidson, R. J. (2004). The neurobiology of personality and personality disorders. In D. S. Charney & E. J. Nester (Eds.), *Neurobiology of mental illness* (2nd ed., pp. 1062–1075). Oxford: Oxford University Press.

Davidson, R. J. (2004). Well-being and affective style: Neural substrates and biobehavioral correlates. *Philosophical Transactions of the Royal Society, B, 359*, 1395–1411.

Davidson, R. J., & Hugdahl, K. (1996). *Brain asymmetry.* Boston: MIT Press.

Decety, J., & Moriguchi, Y. (2007). The empathic brain and its dysfunction in psychiatric populations: Implications for intervention across different clinical conditions. *Biopsychosocial Medicine, 1*, 22.

Devinsky, O. (2000). Right cerebral hemisphere dominance for a sense of corporeal and emotional self. *Epilepsy and Behavior, 1*, 60–73.

Dewey, E. M., III, Miasnikov, A. A., & Weinberger, N. M. (2002). Induction of behavioral associative memory by stimulation of the nucleus basalis. *Proceedings of the National Academy of Science, 99*, 4002–4007.

Edwards, B. (1989). *Drawing on the right side of the brain.* New York: Tarcher.

Elbert, T., Pantev, C., Wienbruch, C., Rockstroh, B., & Taub, E. (1995). Increased cortical representation of the fingers of the left hand in string players. *Science, 270*, 305–307.

Elzinga, B. M., & Bremner, J. D. (2002). Are the neural substrates of memory the final common pathway in posttraumatic stress disorder (PTSD)? *Journal of Affective Disorders, 1*(70), 1–17.

Epstein, R. M. (1999). Mindful practice. *Journal of the American Medical Association, 282*, 833–839.

Feinberg, T. E. (2009). *From axons to identity: Neurological explorations of the nature of the self.* New York: W. W. Norton.

Field, D. (2008). White matter matters and myelination: An overlooked mechanism of synaptic plasticity? *Neuroscientist, 11,* 528–531.

Fiske, S. T. (2005). Social cognition and the normality of prejudgment. In J. Dovidio, P. Glick, & L. Rudman (Eds.), *On the nature of prejudice* (pp. 36–53). New York: Wiley Blackwell.

Fogel, A. (2009). *The psychophysiology of self-awareness: Rediscovering the lost art of body sense.* New York: W. W. Norton.

Freyd, J. J. (1993). Five hunches about perceptual processes and dynamic representations. In D. Meyer & S. Kornblum (Eds.), *Attention and performance XIV: Synergies in experimental psychology, artificial intelligence, and cognitive neuroscience—A silver jubilee* (pp. 99–119). Cambridge, MA: MIT Press.

Gallese, V. (2006). Intentional attunement: A neurophysiological perspective on social cognition and its disruption in autism. *Brain Research, 1079,* 15–24.

Gallese, V., & Goldman, A. (1998). Mirror neurons and the stimulation theory of mindreading. *Trends in Cognitive Science, 2,* 493–501.

Gazzaniga, M. (2004). *The cognitive neurosciences* (3rd ed.). Boston: MIT Press.

Gilbert, D. (2006). *Stumbling on happiness.* New York: Random House.

Goldberg, N. (1986). *Writing down the bones.* Boston: Shambhala.

Hebb, D. (2002). *The organization of behavior.* Mahwah, NJ: Erlbaum. (Original work published 1949)

Jha, A. P., Krompinger, J., & Baime, M. J. (2007). Mindfulness training modifies subsystems of attention. *Journal of Cognitive, Affective, and Behavioral Neuroscience, 7*(2), 109–119.

Kandel, E. (2007). *In search of memory: The emergence of a new science of mind.* New York: W. W. Norton.

Kauffman, S. (1995). *At home in the universe—Self-organization and complexity.* Oxford: Oxford University Press.

Kilgard, M. P., & Merzenich, M. M. (1998). Cortical map reorganization enabled by nucleus basalis activity. *Science, 279,* 1714–1718.

Lieberman, M. D. (2000). Intuition: A social cognitive neuroscience approach. *Psychological Bulletin C, 126*(1), 109–137.

Lieberman, M. D. (2007). Social cognitive neuroscience: A review of core processes. *Annual Review of Psychology, 58,* 259–289.

Lillas, C., & Turnbull, J. (2009). *Infant/child mental health, early intervention, and relationship-based therapies: A neurorelational framework for interdisciplinary practice.* New York: W. W. Norton.

McGowan, P. O., Sasaki, A., D'Alessio, A. C., Dymov, S., Labonté, B., Szyf, M., et al.

(2009). Epigenetic regulation of the glucocorticoid receptor in human brain associates with childhood abuse. *Nature Neuroscience, 12*, 342–348.

McManus, C. (2002). *Right hand left hand: The origins of asymmetry in brains, bodies, atoms and cultures*. Cambridge, MA: Harvard University Press.

Meaney, M. J. (2001). Maternal care, gene expression, and the transmission of individual differences in stress reactivity across generations. *Annual Review of Neuroscience, 24*, 1161–1192.

Miasnikov, A. A., Chen, J. C., Gross, N., Poytress, B. S., & Weinberger, N. M. (2008). Motivationally neutral stimulation of the nucleus basalis induces specific behavioral memory. *Neurobiology of Learning and Memory, 90*, 125–137.

Miller, E. M. (1994). Intelligence and brain myelination: A hypothesis. *Personality and Individual Differences, 17*, 803–832.

Mitchell, J. P., Banaji, M. R., & Macrae, C. N. (2005). The link between social cognition and self-referential thought in the medial prefrontal cortex. *Journal of Cognitive Neuroscience, 17*, 1306–1315.

Moses, J. (2002). *Oneness: Great principles shared by all religions* (rev. expanded ed.). New York: Random House.

Narvaez, D., & Bock, T. (2002). Moral schemas and tacit judgment or how the defining issues test is supported by cognitive science. *Journal of Moral Education, 31*(3), 297–314.

Norton Professional Books. (2008). *Brain model and puzzle: Anatomy and functional areas of the brain* [game]. New York: W. W. Norton.

Pennebaker, J. W. (1997). *Opening up: The healing power of expressing emotions*. New York: Guilford.

Pervin, L. A., & John, O. P. (2001). *Handbook of personality: Theory and research* (2nd ed.). New York: Guilford.

Pfeifer, J., Iacoboni, M., Mazziotta, J. C., & Dapretto, M. (2008). Mirroring others' emotions relates to empathy and interpersonal competence in children. *NeuroImage, 39*, 2076–2085.

Pollatos, O., Klaus, G., & Schandry, R. (2007). Neural systems connecting interoceptive awareness and feelings. *Human Brain Mapping, 28*, 9–18.

Ramachandran, V. S. (2004). *A brief tour of human consciousness: From impostor poodles to purple numbers*. New York: Pearson Education.

Ridderinkhof, K. R., Ullsperger, M., Crone, E. A., & Nieuwenhuis, S. (2004). The role of the medial frontal cortex in cognitive control. *Science, 306*, 443–447.

Rizolatti, G., & Arbib, M. A. (1998). Language within our grasp. *Trends in Neuroscience 21*, 188–194.

Robinson, K. (2009). *The element: How finding your passion changes everything*. New York: Viking/Penguin.

Rock, D. (2009). *Your brain at work*. New York: HarperBusiness.

Schore, A. N. (2003). *Affect regulation and the repair of the self and affect dysregulation and disorders of the self*. New York: W. W. Norton.

Schwartz, J. M., & Begley, S. (2002). *The mind and the brain: Neuroplasticity and the power of mental force*. New York: HarperCollins.

Seligman, M. E. P. (2002). *Authentic happiness*. New York: Free Press.

Seligman, M. E. P., Park, N., Peterson, C., & Steen, T. A. (2005). Positive psychology progress: Empirical validation of interventions. *American Psychologist, 60*, 410–421.

Shapiro, F. (2001). *EMDR*. New York: Guilford.

Siegel, D. J. (1996). Cognition, memory and dissociation. *Child and Adolescent Psychiatric Clinics of North America, 5*, 509–536.

Siegel, D. J. (2000). Memory: An overview with emphasis on the developmental, interpersonal, and neurobiological aspects. *Journal of the American Academy of Child and Adolescent Psychiatry, 40*, 997–1011.

Sigman, M., & Siegel, D. J. (1992). The interface between the psychobiological and cognitive models of attachment. *Behavioral and Brain Sciences, 15*, 523.

Singer, T., Seymour, B., O'Doherty, J., Kaube, H., Dolan, R. J., & Frith, C. D. (2004). Empathy for pain involves the affective but not sensory components of pain. *Science, 303*, 1157–1162.

Solomon, M. F., & Tatkin, S. (2010). *Love and war in intimate relationships: A psychobiological approach to couple therapy*. New York: W. W. Norton.

Springer, S. P., & Deutsch, G. (1997). *Left brain, right brain: Perspectives from cognitive neuroscience*. Cambridge, MA: MIT Press.

Sroufe, L. A., Egeland, B., Carlson, E. A., & Collins, W. A. (2005). *The development of the person.* New York: Guilford.

Uddin, L. Q., Iacoboni, M., Lange, C., & Keenan, J. P. (2007). The self and social cognition: The role of cortical midline structures and mirror neurons. *Trends in Cognitive Science, 11*, 153–157.

Ullen, F. (2005). Extensive piano practicing has regionally specific effects on white matter development. *Nature Neuroscience, 8*, 1148–1150.

van der Hart, O., Nijenhuis, E. R. S., & Steele, K. (2006). *The haunted self: Structural dissociation and the treatment of chronic traumatization*. New York: W. W. Norton.

Vrtika, P., Andersson, F., Grandjean, D., Sander, D., & Vuilleumier, P. (2008). Individual attachment style modulates human amygdala and striatum activation during social appraisal. *PLoS ONE 3*(8), e2868.

Weinberger, N. M. (2003). The nucleus basalis and memory codes: Auditory cortical plasticity and the induction of specific, associative behavioral memory. *Neurobiology Learning Memory, 80*, 268–284.

Zaidel, E., & Iacoboni, M. (Eds.). (2002). *The parallel brain: The cognitive neuroscience of the corpus callosum*. Cambridge, MA: MIT Press.

Zelazo, P. D., Moskovitch, M., & Thompson, E. (2007). *The cambridge handbook of consciousness*. Cambridge, UK: Cambridge University Press.

Zylowska, L., Ackerman, D. L., Yang, M. H., Futrell, J. L., Horton, N. L., Hale, T. S., et al. (2007). Mindfulness meditation training in adults and adolescents with ADHD: A feasibility study. *Journal of Attention Disorders, 11*, 737–746.